Didier Colin

Le petit livre des rêves

Trouvez la signification de vos rêves et découvrez ce qu'ils révèlent de vous

W0468074

FIRST ÉDITIONS

ISBN : 978-2-412-06636-2
Dépôt légal : mai 2021
Imprimé en France

Illustrations Shutterstock : itsK p. 7, Chittanun Luangrangwech p. 8-9, Olga Strelnikova p. 13, Olga Strelnikova p. 15, Hulinska Yevheniia p. 17, Rolau Elena p. 19, Ardea-studio p. 20, PCPartStudio p. 23, sini4ka p. 25, Ardea-studio p. 27, Rolau Elena p. 28, PCPartStudio p. 33, Mio Buono p. 34, KatMoy p. 41, Ardea-studio p. 43, PCPartStudio p. 45, Peratek p. 49, 8H p. 53, PCPartStudio et Inna Rogach p. 55, Ihnatovich Maryia p. 58, Volkovskii_inst p. 61, be-bright p. 62, Hulinska Yevheniia p. 64, KatMoy p. 67, Oliver.zs p. 68, PCPartStudio p. 71, Hulinska Yevheniia p. 73, captureandcompose p. 74, Valenty et be-bright p. 77, PCPartStudio p. 78, Aniana p. 80, PCPartStudio p. 82, krisArt p. 85, Rolau Elena p. 86, be-bright p. 89, Marish p. 90, Singleline p. 93, Marish p. 95, KatMoy p. 97, krisArt p. 99, DODOMO p. 103, PCPartStudio p. 104, crotalaria p. 107, Marish p. 108, Hulinska Yevheniia p. 109, Marish p. 110, chyworks p. 111, Nikiparonak p. 112, PCPartStudio p. 113, Rolau Elena p. 115, KatMoy p. 116, be-bright p. 118, Bronitskaya p. 120, Marish p. 123, Julia Tochilina p. 125, Marish p. 127, be-bright p. 129, Anastasiia Guseva p. 131, Dernkadel p. 133, Eneat p. 139, crotalaria p. 141, KatMoy p. 142, VicW p. 145, PCPartStudio et EssentiallyNomadic p. 146, Rolau Elena p. 149, Volodimir Zozulinskyi p. 150, PCPartStudio p. 152, Rolau Elena p. 155, antuanetto p. 157, Rolau Elena p. 158.

Correction : Laurence Petit
Mise en page : Frédéric Voisin

Éditions First, un département d'Édi8
92, avenue de France
75013 Paris - France
Tél. : 01 44 16 09 00
Fax : 01 44 16 09 01
E-mail : firstinfo@efirst.com
Site Internet : www.editionsfirst.fr

Sommaire

Introduction

Le sommeil s'offre à tous ; c'est un oracle toujours prêt, un conseiller infaillible et silencieux ; dans ces mystères d'un nouveau genre, chacun est à la fois le prêtre et l'initié[1].

1. D'après les *Œuvres de Synésius*, traduites par H. Druon, Paris, Hachette, 1878, cité par Alexandrian, *Histoire de la philosophie occulte*, Paris, Seghers, 1983.

Entre chien et loup

Nous savons tous ce que signifie cette expression. Elle désigne l'instant à peine perceptible où la lumière du jour s'estompe lentement, bien qu'elle subsiste encore un peu, tandis que, simultanément, la nuit enveloppe de plus en plus de son immense manteau obscur les paysages de la Terre entrant dans leur phase nocturne.

Le même phénomène se produit en chacune ou chacun d'entre nous lorsque, encore légèrement en éveil ou conscients, nous nous trouvons sur le point de plonger dans le sommeil.

Le plus souvent, épuisés par notre vie sociale, relationnelle, professionnelle, et détournés de nous-mêmes par toutes les informations que nous recevons en permanence du monde extérieur, nous ne prêtons pas attention à ce très court instant où nous passons de l'état de veille à celui du sommeil, tant nous sommes impatients de nous endormir et d'oublier tout ce qui nous perturbe. Pourtant, à cet instant unique où nous nous perdons dans le sommeil, si nous faisons un petit effort d'attention, nous pouvons nous rendre compte que la ligne de démarcation entre la conscience – l'état de veille – et l'inconscience – l'état de sommeil – est très mince.

D'où nous pouvons déduire que la frontière entre le conscient et l'inconscient, définis par la psychologie moderne comme les deux pôles de la psyché humaine, doit être elle aussi très ténue. Entre ces deux, entre le chien qui court tout le jour et le loup qui hurle à la nuit, se situe peut-être le subconscient – une zone intermédiaire de notre psychisme où se rencontrent, se côtoient, se confrontent, parfois, nos pensées conscientes et nos remous inconscients, nos idées et nos rêves.

Pour illustrer notre propos, prenons l'exemple de l'arbre dont la structure présente des analogies avec l'anatomie du corps humain.

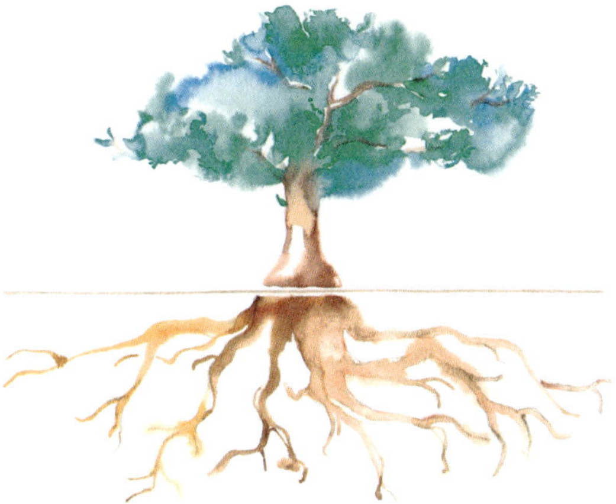

Pour sa partie visible, un arbre se compose d'un tronc plus ou moins haut et large, de branches feuillues à partir du printemps et jusqu'à l'automne (certains arbres – persistants – conservent même leurs feuilles toute l'année), se couvrant de fleurs et donnant des fruits. Invisible à nos yeux, sous le tronc, se trouve un enchevêtrement de racines plongeant dans la terre. Plus les racines sont profondes, plus l'arbre grandit, plus il vit longtemps.

Sensibles à ces analogies, depuis des temps immémoriaux, nos ancêtres virent dans l'arbre une représentation symbolique d'un être humain se tenant sur la tête. Toutefois, contrairement aux fausses idées reçues, les branches ne correspondent pas à la tête humaine, mais à ses jambes et à ses pieds. De même, les racines de l'arbre ne se rapportent pas aux pieds du corps humain, mais à sa tête. En revanche, rien ne distingue le tronc de l'arbre de celui du corps humain, sinon que le premier se compose d'écorce et de bois, le second de peau et de chair.

Dès lors, si l'on veut voir aussi dans l'arbre une figure symbolique de notre psychisme ternaire, toute sa partie visible (son pied, son tronc, ses branches) présente des similitudes avec le conscient.

Pour ce qui concerne sa partie invisible, ses racines peuvent se comparer au subconscient, cette zone intermédiaire située sous le conscient (comme son nom l'indique) et au-dessus de l'inconscient.

Enfin, la terre dans laquelle plongent les racines de l'arbre, que nous ne pouvons évidemment pas voir, mais simplement deviner, les couches sédimentaires successives, accumulées depuis des centaines, voire des milliers d'années, cette terre aussi vaste que profonde constitue une représentation de l'inconscient.

Par conséquent, le conscient – la partie visible de l'arbre – nous semble prépondérant, du fait même que, à l'état de veille, il nous permet de penser, d'agir, en exerçant notre libre arbitre. Du moins, le croyons-nous. Du conscient, émergent nos états de conscience, nos facultés d'être présent à nous-même, de nous distinguer des autres et du monde extérieur, d'apprendre, de réfléchir, de raisonner, d'exister.

En réalité, l'inconscient, la partie invisible de l'arbre, occupe une place majeure dans notre psychisme, soit environ 90 % ou 95 %. Or, si nos états de conscience nous donnent parfois l'occasion d'exercer une certaine emprise sur le conscient, il n'en va pas de même de l'inconscient que nous ne pouvons, en aucun cas, contrôler ou maîtriser.

Quant au subconscient, il se situe en partie dans le conscient, en partie dans l'inconscient. Entre les deux, il joue un rôle de gardien (d'ange gardien, peut-être...) et de réserve de sentiments, d'émotions, d'instincts, de pulsions...

Dans la nature et dans l'univers même, rien n'agit ou n'existe d'une manière totalement autonome. Tout semble relié à tout, directement ou indirectement. Les interactions, les connexions, disons-nous aujourd'hui, entre les êtres et les choses sont en tout et partout. Pareillement, nous n'envisageons pas l'inconscient, le subconscient et le conscient tels des éléments séparés les uns des autres, mais comme un tout que nous pouvons parfois appréhender à ce titre lorsque nous rêvons...

Pourquoi rêvons-nous et que pouvons-nous faire de nos rêves ?

L'état de conscience est sans conteste un atout précieux pour l'être humain. C'est évidemment ce qui le distingue de l'animal. Cependant, il ne présente pas que des avantages : en dehors du fait qu'il pousse les individus à s'identifier à tout ce qui les entoure, puis à s'en emparer, ou à projeter leurs fantasmes, leurs pensées, leurs idées, leurs désirs, leurs sentiments sur le monde environnant – autrement dit à créer, inconsciemment cette fois, un autre monde que celui qu'ils voient, un monde artificiel et surnaturel –, il les incline à se fixer dans des états ou des situations, à faire des choix arbitraires ou à se voiler la face.

Ce n'est pas pour rien que l'expression « prendre conscience » existe. Il ne suffit pas d'être conscient de la réalité du monde dans lequel nous vivons, encore faut-il tôt ou tard, en *prendre conscience*, c'est-à-dire ouvrir les yeux, voir au-delà des apparences. Or, en raison du fort penchant de l'être humain à se cramponner à ses attitudes et à ses habitudes, cela ne se produit pas sans chocs ni bouleversements.

Bien que nous soyons tous en quête du bonheur, et que nous recherchions la sécurité matérielle et morale pour nous-mêmes et ceux que nous aimons, force est de constater que nous ne les trouvons qu'épisodiquement ou partiellement. De telles aspirations, grandement légitimes au demeurant, lorsque nous pouvons les accomplir, nous plongent parfois dans une telle léthargie que notre existence devient vide de sens. Tout se passe comme si nous dormions debout ou comme si nous vivions au jour le jour dans une sorte de profond sommeil dont seuls des obstacles, des difficultés ou des épreuves, mais aussi, parfois, de belles et fortes émotions, pourraient nous réveiller.

Nous pouvons donc considérer tout problème se présentant à nous dans le déroulement de notre existence, telle une initiation à l'éveil de notre conscience. Et nous pouvons compter sur nos rêves pour nous transmettre des messages qui nous aideront à devenir plus conscient de nous-même et du monde qui nous entoure, à vivre plus intensément, à nous prévenir aussi quand nous sommes dans le déni ou dupe d'un autre, des autres ou de nous-même.

En effet, lorsque nous rêvons, nous entrons en relation avec nous-même ou, plus précisément, avec les couches les plus profondes de notre personnalité, relevant de l'inconscient, selon la psychologie moderne.

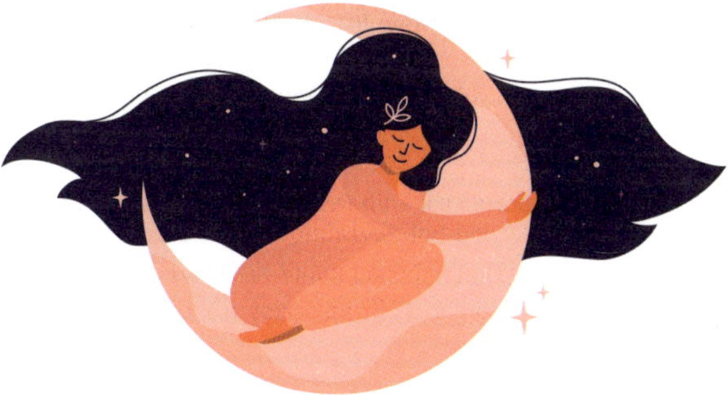

Rêver, une fonction vitale et salutaire

Le fait de rêver constitue un principe aussi vital que celui de respirer. Les personnes se vantant de ne jamais se rappeler de leurs rêves rêvent autant que celles qui se souviennent des contenus, d'une manière significative ou approximative.

Les premières semblent si bien ancrées dans le monde des réalités concrètes et matérielles, qu'elles occultent leur univers onirique, à leur insu le plus souvent. Leur conscience unilatérale du monde et de la vie les pousse en effet à rejeter systématiquement tout ce qui n'y entre pas. Une lumière douce éclaire; trop forte, elle aveugle. Ces personnes se coupent de toute relation avec elles-mêmes, à leur insu toujours. Si elles persistent à négliger ou refuser de recevoir les messages qu'elles se délivrent à elles-mêmes par le biais de leur vie onirique, elles engendrent des tensions, des conflits, des drames, avec elles-mêmes d'abord, avec les autres ensuite, avec la vie en général enfin, relevant d'une fausse attitude et de comportements erronés vis-à-vis d'elles-mêmes.

Les secondes, accordant une importance moindre aux réalités dites tangibles de ce monde, sans pour autant les ignorer, se croient volontiers dotées d'une vie onirique plus riche que la moyenne. Certes, le fait de se souvenir de ses rêves constitue un avantage. À condition toutefois de ne pas s'attarder sur le sens ou, plus exactement, l'absence de signification de certains rêves, mais de s'intéresser à ceux qui contiennent des messages importants susceptibles d'aider la personne qui rêve à évoluer en profondeur, à s'accorder avec elle-même, à trouver ce qu'elle cherche, y compris sans le savoir, à vivre, et à accomplir son destin, sachant que son destin est d'être ce qu'elle est, non ce qu'elle voudrait ou suppose être.

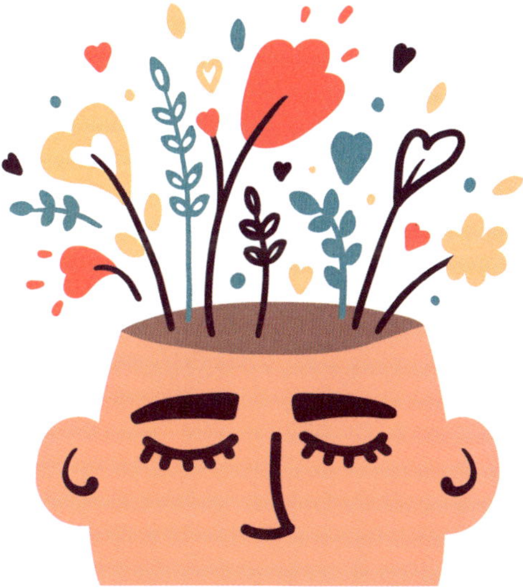

Tous nos rêves ne présentent pas un égal intérêt

N'accordons pas à nos rêves plus d'importance qu'ils n'en ont. Certes, dans chacun d'entre eux se trouve souvent une réponse à une question que nous nous posons, une solution éventuelle à un problème, à des difficultés que nous rencontrons dans notre vie consciente au moment où nous faisons ce rêve. En effet, nous ne faisons jamais tel ou tel rêve n'importe quand ni par hasard.

En cela, nous pouvons estimer l'importance qu'un rêve peut avoir pour nous aider à y voir plus clair en nous et/ou dans notre vie, à l'impression qu'il nous a fait, voire à l'état de confusion ou d'émerveillement dans lequel il nous plonge à notre réveil.

Par exemple, un rêve dont, *a priori*, le contenu nous semble complètement invraisemblable, irrationnel, incohérent, pour ne pas dire incompréhensible, détient fort probablement un message important pour nous, une clé avec laquelle nous allons pouvoir ouvrir une porte fermée depuis trop longtemps peut-être, passer à autre chose, franchir un cap, une étape importante, pourquoi pas accéder à un plus grand état de conscience...

En revanche, un rêve au contenu hyperréaliste, plus vrai que nature, semblant libérer en nous des fantasmes, des désirs refoulés, des actes inhibés, y compris sexuels, n'a souvent pas d'autre signification que celle de nous choquer, en nous confrontant à tout ce que nous retenons en nous-même, que nous craignons de montrer aux autres, l'aspect cru et brut de coffrage de notre personnalité.

Notre mémoire individuelle et universelle

Par ailleurs, nous ne devons pas nous inquiéter outre mesure de ne pas réussir à comprendre la signification de tel ou tel rêve que nous supposons contenir un message important. À l'instar de la nature à laquelle elle ressemble à plus d'un titre, qu'elle contient autant qu'elle est contenue par elle, notre mémoire est riche, généreuse, ingénieuse et prolifique.

Nous (l'espèce humaine, s'entend) venons de loin, de très loin en effet, de centaines de milliers d'années en arrière. Et aussi incroyable que cela puisse nous paraître, ce que nous sommes aujourd'hui résulte entièrement de là d'où nous venons, de tout ce que nos lointains et proches ancêtres ont vécu. Toutes leurs expériences se trouvent inscrites quelque part dans notre mémoire, à l'instar de leurs gènes présents dans les nôtres. L'hérédité n'est pas seulement génétique, elle est aussi psychologique.

Cela explique qu'il nous arrive parfois, dans nos rêves, de parler des langues ou des dialectes que nous ignorons totalement à l'état de veille, d'évoluer dans des régions ou des pays que nous ne connaissons pas, de jouer d'un instrument de musique tel un virtuose quand jamais, à l'état conscient, nous n'avons montré quelque disposition que ce soit pour la musique, de nous retrouver dans le corps d'une personne du sexe opposé et de trouver cela normal, ou encore de sauter dans le vide, d'escalader une montagne, de voler, de marcher dans le ciel, d'accomplir un acte héroïque. Bref, de vivre des situations qui sortent de l'ordinaire, de nous transporter dans l'espace et le temps avec une aisance remarquable, de vivre d'autres vies que la nôtre.

Dans nos rêves, tout est possible, nous pouvons tout faire, et tout cela a du sens !

Un rêve est un excellent prétexte à la méditation

En cas d'incompréhension ou de mauvaise interprétation de notre part, de tel ou tel contenu d'un rêve, nous en ferons à coup sûr un autre, nous apportant des informations complémentaires ou nous délivrant le même message sous un autre angle d'approche et d'interprétation.

En voulant à tout prix interpréter un rêve ou un autre dont, en réalité, le contenu nous échappe, nous agissons contre nous-même, en cela que la signification que nous croyons justement donner de ce rêve jette un voile mensonger sur son véritable sens, nous interdisant dès lors de bénéficier des informations authentiques et salutaires révélées par ledit rêve.

Un rêve et son contenu constituent un merveilleux sujet de méditation. En tentant de le revivre en pensée, nous pouvons en effet donner libre cours à notre imagination, à notre esprit spéculatif, en laissant les analogies les plus audacieuses s'imposer à nous, sachant que la raison et la logique aident rarement à son interprétation.

Toutefois, si, après avoir médité sur son contenu, la signification de notre rêve nous échappe, n'insistons pas. Admettre que nous ne savons pas laisse le champ libre à toutes les interprétations et, assurément, à la bonne, qui surgira dans notre esprit tôt ou tard.

Les contenus de nos rêves ne concernent que nous

En plus de révéler ou de faire remonter jusqu'à notre conscience nos réelles préoccupations intimes, des informations essentielles sur les rouages complexes de notre personnalité, des avertissements relatifs aux erreurs ou aux transgressions que nous avons commises, que nous commettons, ou que nous nous apprêtons à commettre à l'égard de nous-même ou d'autrui, le message contenu dans l'un de nos rêves ne concerne que nous. Dès lors, en dernier ressort, nul autre que nous-même ne peut interpréter ou comprendre ce message.

Si nous le racontons à une tierce personne, nous devons nous assurer qu'elle n'interférera pas dans notre interprétation, qu'elle ne cherchera pas à nous influencer.

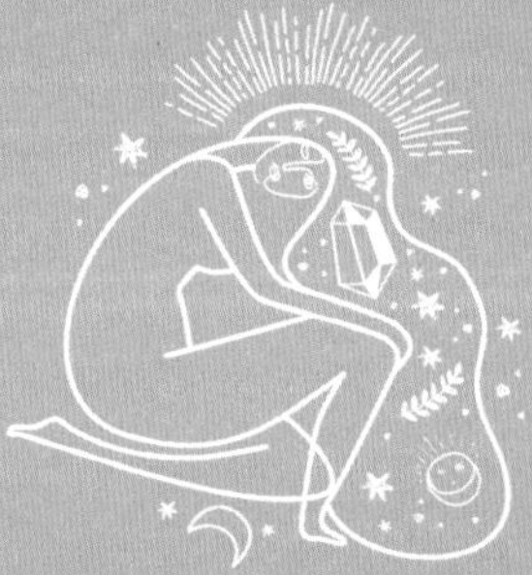

Comment interpréter les messages contenus dans nos rêves ?

Il arrive fréquemment que le souvenir d'un rêve nous laisse perplexe. Pour interpréter et comprendre le message qu'il contient, pour en tirer des enseignements utiles à notre bien-être et à notre évolution intime, il faut nous en remettre à nous-même et faire appel à l'intuition plutôt qu'au raisonnement intellectuel et logique. En effet, en rationalisant, en sollicitant notre esprit logique ou en suivant un cheminement de pensée cohérente ou rationnelle, nous perdons toute chance de comprendre la signification réelle et profonde de notre rêve.

Pour certains rêves, inutile de chercher midi à quatorze heures. Parfois le récit, la description telle quelle des événements ou des situations encore présents à notre mémoire suffit à nous éclairer sur le message que le rêve contient.

D'autres nous paraissent évidemment plus obscurs, énigmatiques, complexes, incompréhensibles. Mais, là encore, n'abordons pas leur interprétation en nous focalisant sur l'aspect surréaliste ou l'invraisemblance de tel ou tel rêve. À l'inverse, les impressions que nous éprouvons d'emblée en repensant à lui, aussi confuses nous semblent-elles, peuvent nous aider à y voir clair et à comprendre ce que ce rêve extraordinaire signifie pour nous. Gardons toujours en mémoire que, le plus souvent, voire dans presque tous les cas, l'interprétation d'un rêve se résume en un énoncé simple, évident.

Le langage des rêves

L'univers onirique possède son propre langage. Il s'agit d'un langage composé d'images, de figures ou d'allégories, de représentations, de symboles, de personnages ou d'aventures mythiques.

Notre psychisme inconscient puise dans notre mémoire individuelle et collective des symboles et des mythes universels pour nous communiquer des informations nous concernant *via* nos rêves.

Vous pourrez consulter un certain nombre d'entre eux dans le chapitre « petit dictionnaire des rêves », mais ils ne constituent pas, loin s'en faut, une liste exhaustive. Pour l'essentiel, ils se rapportent à nos rêves dits récurrents. Il s'agit des rêves communs et fréquents – les rêves de chute, par exemple –, possédant d'emblée une signification universelle, mais auxquels chacun d'entre nous doit ensuite donner son interprétation personnelle.

Mais il arrive aussi parfois qu'un chat ou un chien présent dans un rêve ne soit rien d'autre que des animaux, qu'il ne nécessite donc aucune interprétation. Par exemple, si un animal familier apparaît dans l'un de vos rêves, ne cherchez pas à en comprendre sa signification symbolique, mais réfléchissez à votre relation avec lui, ce qu'il représente pour vous, pourquoi, comment il fait partie de votre vie…

Le sens de l'humour et le goût du paradoxe

Notre psychisme possède, à n'en pas douter, le sens de l'humour et le goût du paradoxe. En cherchant la signification d'un rêve, nous pouvons l'interpréter au second degré, sans hésiter.

Par exemple, une personne me confiait récemment une série de rêves se déroulant systématiquement dans une cuisine en désordre, dont le sol était jonché de casseroles, de plats et d'assiettes. Dans tous ses rêves, elle qui, au réel, se distingue par un sens aigu de l'ordre, me révélait que, paradoxalement, elle ne semblait pas choquée par le désordre régnant dans cette pièce.

– Pourtant, disait-elle, dans mes rêves, je me prends les pieds dans tout ce qui jonche le sol.

L'interrogeant plus avant à ce sujet, elle m'avoua se sentir mal à l'aise depuis un certain temps, en raison d'un problème familial assez ancien, non réglé, en rapport avec sa mère et sa sœur, qui refaisait surface et la contrariait fort. Elle ne pouvait rien dire, prétendait-elle, mais le fait de savoir, et de ne rien pouvoir dire justement, la nouait. Or, en résumé, les messages que ces rêves se déroulant dans cette pièce en désordre lui transmettaient ne pouvaient s'interpréter sans humour. Chacun connaît les expressions populaires « tirer de vieilles casseroles derrière soi », « ne pas se sentir dans son assiette » et « mettre les pieds dans le plat ».

Dès que ses paroles furent prononcées devant elle à propos de son rêve, elle ne fit plus jamais de rêves se déroulant dans une cuisine en désordre. De plus, se faisant une douce violence, elle mit effectivement *les pieds dans le plat*, osant dire aux personnes concernées ce qu'elle aurait dû leur avouer depuis longtemps, sans passion ni colère, mais en toute sincérité.

La formule magique

La bonne interprétation d'un rêve, autrement dit celle qui convient parfaitement à tel ou tel rêve que nous faisons, s'impose toujours à notre attention comme la formule magique qui permet d'ouvrir une porte secrète, de trouver un trésor, une panacée, l'amour ou la vie éternelle, d'échapper à un sortilège, d'être délivré d'un maléfice, de transformer une malédiction en bénédiction, comme cela se produit fréquemment dans les contes de fées.

Les rêves prémonitoires

Un rêve est dit prémonitoire lorsque la situation dans laquelle il nous plonge ou l'événement qu'il nous montre ou nous fait vivre se produit ensuite dans la vie réelle. Toutefois, les rêves prémonitoires sont rares, pour ne pas dire exceptionnels.

Le plus souvent, cultivant le sens de l'humour, le goût du paradoxe, et empruntant un langage qui lui est propre, le rêve nous confronte à des situations ou à des événements symboliques qu'il faut bien interpréter comme tels, très rarement au premier degré. Par ailleurs, tout rêve, le cauchemar y compris, aussi angoissant, terrifiant, traumatisant, nous semble-t-il, possède en réalité un caractère bienveillant en cela qu'il prévient d'une situation, d'un événement, d'un choc affectif, émotionnel ou moral, ou encore d'une prise de conscience à venir.

De fait, agissant toujours à titre préventif et par anticipation, un rêve s'avère systématiquement prémonitoire. À l'exception toutefois de ceux dits de compensation qui peuvent surgir après que, en pensée ou en acte, la personne qui fait ce genre de rêves ait choisi d'adopter ou non telle ou telle attitude dans la vie réelle.

Par exemple, si, pour une raison ou une autre, nous nous montrons trop enthousiastes, heureux, joyeux ou que nous nous impliquons trop dans une situation ou à propos d'une tierce personne, nous faisons fréquemment un rêve sombre en lequel nous sommes tristes, déçus, dépités. À l'inverse, si, dans la vie réelle, nous cédons à des sentiments d'indifférence, au pessimisme, à des idées sombres si nous voyons systématiquement le verre à moitié vide, et non à moitié plein, selon l'expression populaire, nous ferons probablement ensuite un rêve merveilleux, idyllique, un de ceux où nous nous croyons transportés au septième ciel.

Il s'agit là de rêves de compensation, par lesquels notre psychisme qui aspire à l'harmonie (mais pas à l'ordre ni à la sécurité pour autant) compense nos attitudes excessives ou exagérées.

Y a-t-il de bons et de mauvais rêves ?

En soi, un cauchemar n'est donc pas un mauvais rêve, et très rarement une prémonition ou le pressentiment d'un fait réel. Il s'agit généralement d'un rêve dont le récit nous plonge dans des situations si extrêmes qu'elles peuvent se révéler intolérables, provoquant un brusque réveil, d'où subsiste une sensation d'angoisse, de mal-être, de panique parfois, mais aussi, paradoxalement, un certain soulagement.

Ce genre de rêve se manifeste toujours pour prévenir le rêveur, le contraindre à une prise de conscience, lui révéler que, dans sa vie ou dans une circonstance bien particulière de son existence, il existe un décalage, un clivage dangereux entre la réalité et l'idée qu'il s'en fait. Pour réveiller la conscience endormie du rêveur, pour lui ouvrir les yeux, il lui faut un choc.

D'où nous pouvons déduire qu'il n'existe pas de mauvais rêves. Tous nous font du bien, nous soulagent, nous éclairent sur nous-même, nous aident à prendre conscience de ce que nous sommes vraiment ou bien ils servent d'exutoires à nos tensions, à nos peurs irrationnelles, à notre manque de confiance en nous-même. Nos rêves nous recadrent en quelque sorte, ils nous remettent dans le bon axe, sur la bonne voie : la nôtre !

Nos rêves nous réveillent et nous éveillent à nous-même

C'est la fonction même du rêve, son utilité intrinsèque, de nous réveiller, pour éveiller notre conscience. Par conscience, nous devons comprendre l'emprise et l'influence que nous exerçons, malgré nous le plus souvent, sur la réalité de ce monde, ou ce qu'il convient de définir comme étant le monde réel.

Si la conscience qu'il a du monde réel permet à l'être humain d'y exercer sa volonté, rien ne nous prouve que cette réalité, sur laquelle il fixe sa conscience, contient effectivement l'ensemble du monde visible et invisible. Tout laisse supposer, en effet, que les trois dimensions du monde réel dont nous avons conscience (de droite à gauche, d'avant en arrière, de haut en bas) n'englobent pas toutes les dimensions de l'Univers.

Nos rêves, quant à eux, semblent se dérouler dans un univers multidimensionnel, au sein duquel, entre autres, les morts peuvent se montrer à nous toujours vivants, tandis que les frontières du temps et les limites de l'espace sont abolies.

Cependant, à l'instar de l'étude et de l'analyse scientifiques, nous ne devons jamais dissocier l'observateur de nos propres rêves que nous sommes, des contenus de nos rêves. Nous sommes bien ce que sont nos rêves, et *vice versa*.

Guide pratique pour interpréter vos rêves

Voici un modèle d'interprétation des rêves, accessible à tous. En respectant chaque étape, vous pourrez aborder votre univers onirique en vous organisant de telle sorte que vous ne vous laisserez plus déborder par les récits parfois chaotiques et confus de vos rêves.

Pour pénétrer et évoluer dans votre univers onirique, vous devez percevoir le monde extérieur, tout ce qui gravite et existe autour de vous, telle une immense projection, tel un vaste champ où peut s'exprimer et grandir votre conscience – le film de votre vie, en quelque sorte, où votre psychisme puise et combine des éléments pour produire les récits de vos rêves.

Vous devez aussi vous armer de courage et de patience. Il n'existe pas de recette ou de méthode idéale, véritable panacée universelle de l'interprétation des rêves ou de l'analyse psychologique favorisant la connaissance de soi et l'éveil de votre conscience.

Chaque expérience psychique est unique

En réalité, de même que chaque individu, bien que créé dans un moule commun et selon des processus identiques, est unique, de même chaque expérience psychologique ou psychique est unique et ne peut, en aucun cas, se reproduire à l'infini selon les critères identiques. Il n'existe pas deux expériences, deux itinéraires, deux vies humaines en tous points semblables. Pour le comprendre toutefois, il faut aller au-delà des apparences auxquelles nous attachons bien trop d'importance de nos jours où l'image et la virtualité prennent le pas sur l'expérience vécue.

Chaque rêve et chaque personne qui rêve sont uniques

Chaque rêve est unique en son genre. Chaque personne qui rêve est unique en son genre. En conséquence, il semble quasiment impossible d'élaborer et d'exposer une règle universelle d'analyse et d'interprétation des rêves. Néanmoins, dès lors que nous comprenons bien qu'il est vain de vouloir s'enfermer dans un système pour pénétrer le sens de nos rêves, nous pouvons malgré tout établir une certaine méthodologie. Voici celle que je vous invite à mettre en application et à expérimenter pour aborder l'étude d'un rêve, l'analyser, puis l'interpréter.

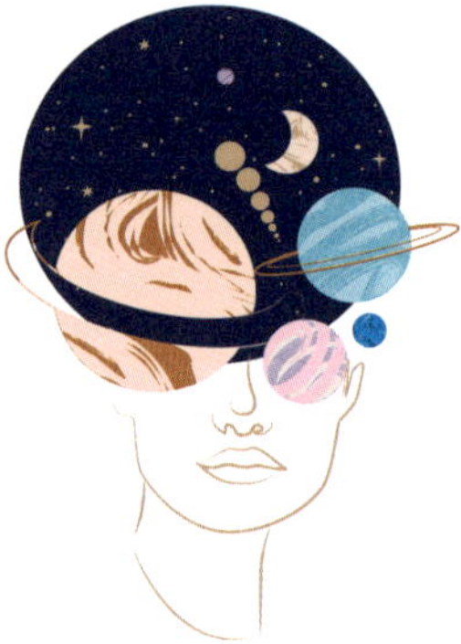

Les différentes étapes conduisant à l'interprétation d'un rêve

1. Rédigez votre rêve

Procurez-vous un cahier qui deviendra le journal de vos rêves. Lorsque le récit d'un rêve vous revient en mémoire, ou lorsque vous vous en souvenez plus ou moins nettement le matin, au réveil, rédigez dans votre journal votre rêve de manière brute, autrement dit tel que vous l'avez vécu durant votre sommeil, tel que vous vous en souvenez, puis votre ressenti à son sujet à votre réveil.

Avant de commencer votre récit, prenez soin de noter la date de votre rêve. De la sorte, vous pourrez relire votre écrit à volonté et, éventuellement, faire des rapprochements entre certains de vos rêves ou bien relever d'éventuels rêves récurrents, à savoir au contenu sinon identique, du moins présentant de nombreux points communs.

2. Résumez votre rêve

Prenez le temps de relire votre récit plusieurs fois si nécessaire, puis résumez votre rêve en trois ou quatre lignes, pour que son énoncé devienne plus concis, moins confus.

Évidemment, il vous arrivera parfois d'être en présence d'un rêve très long, riche en événements et en intervenants. Auquel cas, vous déborderez probablement le cadre des trois ou quatre lignes. Si vous ne pouvez faire autrement, qu'il en soit ainsi. Mais même dans ce cas, efforcez-vous de réduire le texte descriptif après relecture.

3. Relevez les symboles de votre rêve

Dans votre résumé, sélectionnez les symboles qui vous paraissent avoir du sens, et recopiez-les.

Cette étape n'est pas aussi simple qu'il n'y paraît. Certes, notre vie quotidienne est truffée de symboles. Mais nous sommes si bien habitués à vivre en relation étroite avec eux, ils font si bien partie de notre décor, ils sont devenus si familiers, que nous n'y prêtons plus attention. De plus, si la mémoire collective de notre psychisme inconscient connaît tous les symboles créés par l'humanité depuis qu'elle existe, il nous faut faire un effort d'imagination et de réflexion avant de nous rendre compte qu'ils se trouvent partout autour de nous, revus et corrigés par les mentalités de notre civilisation.

Reportez-vous à l'exemple d'un rêve d'extraterrestres (page 43) qui vous aidera à comprendre comment sélectionner les symboles importants présents dans vos rêves.

4. Trouvez les interprétations des symboles de votre rêve

Consultez le dictionnaire de vos rêves dans le chapitre « petit dictionnaire des rêves ». Vous y trouverez les interprétations divinatoires et psychologiques des symboles présents dans tel ou tel de vos rêves.

Vous pouvez vous contenter de les lire. Cependant, pour disposer à volonté de toutes les informations dont vous avez besoin pour analyser et interpréter votre rêve, sans vous sentir obligé de les rechercher encore et encore chaque fois que vous repensez à la signification de votre rêve, recopiez lesdites interprétations des symboles du rêve en question dans votre journal. Ou bien, réduisez-les en mots-clés que vous inscrirez à côté de chaque symbole.

De l'intérêt des mots-clés de vos rêves

En plus de vous aider à résumer les symboles présents dans l'un de vos rêves, l'usage des mots-clés vous offre un autre avantage.

Éveillé en pleine nuit par un rêve, inutile d'en transcrire le récit détaillé dans le journal. Parfois, en effet, certaines personnes ont une mémoire si précise de tous les détails oniriques, qu'elles s'y noient. Plus exactement, en fixant leur attention sur une description d'orfèvre du contenu, les symboles dignes d'intérêt, importants pour la compréhension de leur rêve, leur échappent.

Dès lors, en résumant votre récit à l'aide de mots-clés, le lendemain, lorsque vous les relirez, le fil du récit de votre rêve vous reviendra en mémoire et vous irez à l'essentiel.

5. Réfléchissez à votre situation

Que s'est-il produit récemment dans votre vie ?

Posez-vous cette question après avoir listé les symboles de votre rêve et rassemblé les interprétations probables et inhérentes à chacun d'eux. Demandez-vous quel événement, quelle situation, quelle circonstance, quelle pensée même fugace, quels sentiments, quelle sensation pourrait avoir un rapport direct ou/et indirect avec le contenu de votre rêve ? Prenez le temps d'y réfléchir, et consignez vos impressions, vos sentiments, ou vos souvenirs à ce sujet.

Très souvent, chaque jour qui passe, nous voyons des choses sans les voir, nous éprouvons des sentiments éphémères ou des sensations fugitives ou, brièvement, avec plus ou moins d'intensité, nous nous trouvons dans un état second, de rêve éveillé, la tête ailleurs, l'esprit pris dans un flot de pensées continues, incontrôlables ; ou alors, une conversation, une rencontre inopinée, une anecdote nous met en émoi malgré nous, puis nous l'oublions très vite, nous passons à autre chose.

Notre psychisme, quant à lui, n'oublie rien, surtout et notamment s'il trouve là matière à produire l'un de nos rêves. En nous remémorant le récit de ce rêve, nous nous disons alors : où donc vais-je chercher tout cela ? Nulle part ailleurs que dans votre vie et en vous-même !

Le journal de vos infos personnelles

Et si vous vous teniez informé de ce qui se passe en vous, chez vous, dans votre existence, dans votre proche entourage ? Aussi anodins, anecdotiques, voire sans intérêt puissent-ils vous paraître, les événements de votre vie sont très importants. Votre psychisme inconscient, quant à lui, n'en néglige aucun. Et pour discerner l'un de ces événements auquel il fait allusion dans l'un de vos rêves absurdes ou inconsistants selon vous, mais qui, en réalité, peut contenir un message très important pour vous, en plus du journal de vos rêves, créez celui de vos infos personnelles – un journal intime en quelque sorte.

Chaque fois qu'un événement se produit, que vous vous trouvez confronté à une situation nouvelle, étrange, insolite, ou qui ne vous laisse pas indifférent, consignez-le dans votre journal personnel. De même, si vous éprouvez ou nourrissez des sentiments particuliers ou si, dans la journée, vous avez pensé ou réfléchi à quelque chose digne d'intérêt en ce qui vous concerne.

De la sorte, lorsque vous ferez un rêve sans queue ni tête, ou que vous le croirez dénué de sens, comparez-le à vos écrits personnels et confidentiels. Probablement, vous vous rendrez compte qu'il n'est pas aussi insensé que vous l'avez cru d'emblée.

6. Faites la synthèse des informations dont vous disposez

À ce stade, les informations dont vous disposez sont constituées par les interprétations des symboles présents dans votre rêve, ainsi que par l'événement, la situation, ou l'anecdote s'étant produit récemment dans votre existence, et qui est en relation avec votre rêve.

En réaliser une synthèse revient à découvrir la nature et le contenu du message que vous a transmis l'inconscient, le plus vaste espace de votre psychisme, *via* votre rêve.

7. Rédigez le message contenu dans votre rêve

Après avoir synthétisé les informations relatives à votre rêve, il ne vous reste plus qu'à mettre par écrit les fruits de votre interprétation.

Si vous doutez de sa justesse, vous pouvez croire qu'elle n'est probablement pas exacte. Qu'à cela ne tienne. Ne vous obstinez pas à vouloir trouver la bonne interprétation. Prenez le temps de la réflexion. Gardez votre rêve en mémoire et faites confiance à votre pensée. En effet, dès lors qu'il s'agit d'un rêve important pour vous, vous finirez par en comprendre le sens exact. Pour ce faire, vous pouvez le méditer en vous replongeant par la pensée dans son univers, du moins tel qu'il est encore présent à votre esprit. Et lorsque vous comprendrez son sens, le message qu'il contient et qui ne concerne que vous, vous le saurez. Il s'agira d'une évidence, la fameuse formule magique !

Ce n'est que ça !

Attention ! Évitez d'adopter une attitude restrictive en voulant à tout prix interpréter l'un de vos rêves. Si vous vous efforcez de vous convaincre que vous détenez la clé de son énigme, quand, en réalité, il vous reste encore du chemin à parcourir avant d'en saisir le sens et de tirer profit de son interprétation, vous risquez fort de gâcher vos chances de comprendre ce que le récit de ce rêve signifie vraiment pour vous.

Il nous arrive, en effet, trop souvent de prendre des raccourcis, de schématiser, de fragmenter, de ne nous fier qu'aux apparences, de vouloir obtenir le résultat ou d'atteindre le but que nous poursuivons sans prendre le temps d'apprécier le cheminement de notre pensée, le trajet que nous devons parcourir pour parvenir à nos fins. Trop souvent, ne doutant pas de notre interprétation, nous nous disons : ce n'est que ça !

Si nous voulons bien voir que l'interprétation de nos rêves, en nous y attelant sérieusement et régulièrement, équivaut à une véritable auto-analyse, alors nous prenons le temps non seulement de comprendre le sens de nos rêves, mais aussi d'apprendre ce qui se passe en nous. Autrement dit, de percevoir dans leurs récits et dans leurs interprétations, ce que nous sommes vraiment.

Comment obtenir des réponses à vos questions via vos rêves ?

Vous possédez en vous-même les réponses à vos questions. Si vous vous interrogez purement et sincèrement, via vos rêves, vous obtiendrez des éclaircissements sur vous-même, d'abord, des solutions à vos problèmes, ensuite.

Si vous souhaitez que, par l'intermédiaire d'un rêve, votre psychisme inconscient vous transmette un message important, pouvant éventuellement vous aider à y voir plus clair en vous-même ou à trouver des solutions à vos problèmes, le soir, juste avant de vous endormir, une fois chassées de votre esprit toutes les pensées, les idées, les spéculations sans importance, fixez votre attention sur votre préoccupation du moment. Puis demandez de l'aide en vous laissant guider par vos intuitions et vos émotions, plus que par des sentiments intéressés, avides de savoir, de comprendre, d'avoir, de recevoir une quelconque récompense.

Comportez-vous tel un enfant égaré, frappant à la porte d'une maison en espérant qu'une personne lui ouvre pour l'aider à retrouver son chemin. Si vous ne vous trouvez pas dans cet état d'esprit, la porte de votre âme/esprit/psychisme restera close et vos rêves demeureront confus.

En revanche, si votre requête ou votre prière intérieure est sincère, tôt ou tard, un rêve vous éclairera.

Exemple d'interprétation d'un rêve d'enlèvement par des extraterrestres

Il s'agit du rêve de Sylvie, une jeune femme de 32 ans, qui se trouvait à un tournant de sa vie, mais qui, comme vous allez le voir, éprouvait des difficultés à faire des choix, à prendre une décision. Il convient d'emblée de préciser qu'il s'agissait pour elle d'un rêve récurrent, qu'elle faisait notamment lorsqu'elle se trouvait loin de son domicile, lors de déplacements en province pour des raisons professionnelles.

Étape 1

Le récit du rêve de Sylvie

C'est la nuit. Je suis dans ma chambre à coucher, allongée dans mon lit, endormie. Mon compagnon dort à mes côtés. Mes deux chiens eux aussi sommeillent profondément au pied du lit (plan 1).

Soudain, des extraterrestres que je ne vois pas, mais dont je sens la présence, font irruption dans ma chambre. Une entité s'approche de moi pour m'enlever (plan 2).

Je suis d'abord aspirée par les jambes, puis le reste de mon corps suit, jusqu'à la tête. En réalité, ce qui m'aspire est une sorte de halo violet qui enveloppe mon corps de la tête aux pieds (plan 3).

Je tente de résister, en vain. J'appelle à l'aide, mais ni mon compagnon ni mes chiens ne se réveillent (plan 4).

Ensuite, après un certain temps durant lequel je ne me souviens absolument pas de ce qui se passe, je suis déposée dans mon lit par le même halo et la même entité extraterrestre. J'éprouve un sentiment de peur, mais je ne ressens ni douleur ni sensation d'aucune sorte (plan 5).

Les extraterrestres que je n'ai pas vus, hormis cette entité et ce halo, disparaissent. Je reste allongée dans mon lit et, dans mon sommeil, je suis en proie à une angoisse de plus en plus forte de ne pas me souvenir de ce qu'ils m'ont fait (plan 6).

Puis je me réveille brusquement. Je réveille mon compagnon, et je lui reproche violemment de ne pas m'avoir secourue (plan 7).

Étape 2

Le résumé du rêve de Sylvie

Les deux premières étapes qui l'aideront à analyser son rêve.

Le récit du rêve de Sylvie (première étape), relativement concis, ne semble pas se prêter à des raccourcis. Il n'est donc pas nécessaire de le résumer (seconde étape). En revanche, dans un rêve de ce genre, dont le récit suit une progression un peu comme dans un film, avec un début et une fin, il convient de le relire plusieurs fois de suite, avant d'entreprendre son analyse, puis son interprétation, de sorte de s'imprégner du fil de l'histoire de ce rêve.

Le découpage du rêve en plusieurs plans

C'est ainsi que, pour plus de clarté, en transcrivant le contenu du rêve de Sylvie, j'en ai découpé le récit en sept plans distincts que j'ai signalés par parenthèses. Ces plans ou ces scènes vont ainsi me permettre de suivre plus attentivement le déroulement du récit de son rêve, et de tenir compte du fait qu'il contient un début et une fin. Cette division constitue en quelque sorte une sous-seconde étape. Je ne résume pas son rêve, mais je le découpe en plusieurs plans distincts pour mieux en suivre le fil conducteur du début à la fin. C'est évidemment ce que je vous conseille de faire lorsque vous êtes en présence d'un rêve relevant du pur récit cinématographique.

Étape 3

Les symboles présents dans le rêve de Sylvie

1. La chambre à coucher (voir Maison page 128).
2. Le lit (voir Lit page 124).
3. Les deux chiens (voir Chien page 95).
4. Les extraterrestres et l'entité (voir Extraterrestres page 111).
5. L'enlèvement proprement dit – les jambes, puis tout le corps aspirés (voir Jambes page 117).
6. Le halo violet (voir Violet page 156).
7. L'amnésie et l'angoisse qu'elle engendre.

Des rêves trop vagues

Tout rêve ne suit pas nécessairement une progression logique, avec une introduction et une conclusion. De nombreux rêves nous paraissent même abracadabrants, nous faisant passer d'une situation à une autre, parfois même d'une époque à une autre sans transition. De tels rêves, il ne nous reste que des bribes, de vagues souvenirs au réveil, des impressions et des sensations auxquelles nous avons bien du mal à donner du sens.

Lorsque vous faites ce genre de rêves dont, une fois réveillé, vous ne réussissez pas à vous souvenir distinctement, mais qui ne vous en laissent pas moins de fortes impressions, ne cherchez pas à tout prix à les enfermer dans un récit cohérent. Contentez-vous de demeurer dans lesdites impressions qu'ils vous ont laissé. Ces dernières sont probablement les prémices d'un rêve important que vous ferez plus tard et qui, quant à lui, vous plongera dans un récit beaucoup plus compréhensible.

Un rêve avec un début et une fin

En revanche, lorsque, à l'instar du rêve de notre exemple, le vôtre a un début et une fin, vous pouvez croire que vous devrez être en mesure de devenir conscient du commencement et de l'issue d'une situation qui vous préoccupe au moment où vous faites ce rêve. Son récit symbolique ou allégorique illustre fréquemment un changement ou un aboutissement naturel dont vous pourrez peut-être prendre conscience en l'interprétant.

Toutefois, soyez très attentif ou attentive à la manière dont votre rêve se conclut. Une fin n'est pas nécessairement une fin en soi, ou si vous préférez, la façon dont il se termine n'est peut-être pas la conclusion adéquate à votre situation, ni celle que vous devez espérer, envisager ou réaliser. Il arrive, en effet, qu'un rêve vous propose une fin qui n'en est pas une.

Étape 4

Interprétation des sept symboles présents dans le rêve de Sylvie

1. D'un point de vue symbolique, *la chambre à coucher*, qui est le décor dans lequel se déroule tout le film du rêve de Sylvie, fait fréquemment allusion à la vie intime et aux émotions amoureuses. Sylvie peut donc en déduire que tout le récit de son rêve, et le message qu'il contient, touchent probablement à sa vie intime et amoureuse.

2. Sylvie n'est pas simplement allongée dans son *lit*; elle y dort. Autrement dit, elle rêve qu'elle dort ou, si vous préférez, au réel elle dort effectivement, puis elle rêve. Et dans son rêve, elle se voit dormir. Elle se trouve ainsi distinctement et simultanément la spectatrice et l'actrice de son rêve. Mais une actrice passive, puisque, bien que réveillée par ces extraterrestres surgissant dans sa chambre, elle se sent impuissante face à son enlèvement. Dans son rêve, le lit étant évidemment l'endroit où le corps se repose, la relation symbolique entre le corps et les instincts doit retenir toute son attention.

3. En dehors du fait que l'animal domestique nous fait du bien – en cela qu'il nous permet d'entrer en relation avec nos instincts, ou de nous réconcilier avec eux –, la présence des *deux chiens* de Sylvie présents dans son rêve, qui dorment au pied de son lit, comme de coutume apparemment, démontre qu'elle voit en eux des gardiens.

Cependant, elle ne peut pas vraiment compter sur leur protection, puisque, dans son rêve, ils dorment, et que l'intrusion des extraterrestres ne perturbe pas leur sommeil. En d'autres termes, les instincts de Sylvie, figurés par ses deux chiens, dorment, et ne se réveillent pas pour la prévenir du danger. Elle se retrouve livrée à elle-même. Ses chiens (ses instincts) ne la préviennent pas du danger.

4. *Les extraterrestres*, quant à eux, représentent une irruption des forces inconscientes dans son rêve. Toutefois, Sylvie ne pouvant les voir, tout laisse supposer qu'elle n'est pas prête à comprendre ce qu'une telle apparition signifie pour elle. Elle ressent leur présence, mais ne les visualise pas, à l'exception de *l'entité* dont vous observerez qu'elle ne la décrit pas, mais qu'elle définit spontanément comme telle. Comme son nom l'indique, une entité se caractérise par son aspect impersonnel. Elle apparaît sous une forme éthérée, sans substance. Dépourvue d'enveloppe charnelle, elle ne peut avoir d'identité.

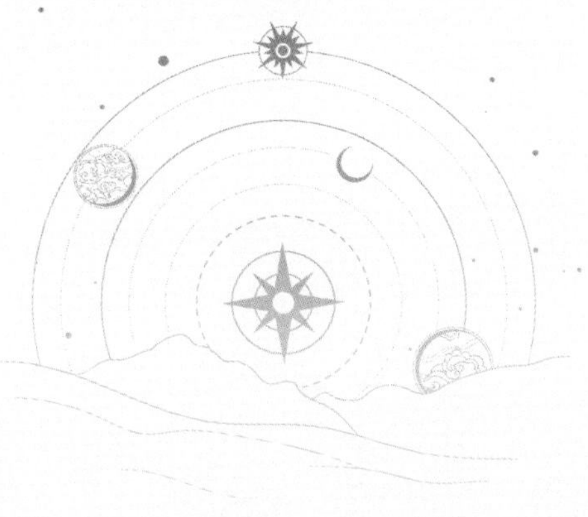

L'entité extraterrestre ou l'ange d'aujourd'hui

Nos ancêtres ne connaissaient apparemment pas la notion d'extraterrestres. Leurs cieux et leurs rêves n'en étaient pas moins peuplés de dieux et d'anges. À l'instar de l'ange ou d'une divinité, l'entité extraterrestre nous apparaît aujourd'hui sinon tel un être de lumière, du moins surgissant dans un halo de lumières, se déplaçant le corps entouré de rayons lumineux dont certains semblent même émaner de lui, telle une aura. Cet être extraordinaire venu d'un autre monde défie les lois de la gravité et de la physique. Il va et vient dans l'espace et l'univers intersidéral sans aucune contrainte.

Si l'on en croit ceux qui jugent crédible l'existence de ces entités et qui affirment que certaines d'entre elles nous rendent visite régulièrement depuis des millénaires, qu'elles nous surveillent, voient en elles ou bien des êtres bienveillants ou, à l'inverse, nourrissant de noirs desseins. D'autres pensent que ces apparitions angéliques d'aujourd'hui viennent jusqu'à nous, porteuses de messages importants pour l'humanité.

Rappelons que, jadis, selon d'autres croyances religieuses, les anges jouaient eux aussi le rôle d'intermédiaires entre les dieux et les êtres humains, qu'ils apparaissaient aux hommes et aux femmes pour leur transmettre les messages des dieux, ou de Dieu, des avertissements ou des événements heureux. Parfois même, un ange envoyé de Dieu pouvait surgir dans la vie d'un homme dans des conditions très éprouvantes pour lui, comme en témoigne le récit biblique de la lutte de Jacob avec l'ange. Toute manifestation surnaturelle possède toujours un caractère bouleversant.

5. Suivant le récit de son rêve, nous découvrons que Sylvie se fait aspirer par *les jambes*, puis tout *son corps* jusqu'à sa tête disparaît ainsi. Par conséquent, *l'enlèvement* proprement dit se produisant à partir des jambes souligne le fait que Sylvie est paralysée, qu'elle ne peut ni marcher ni courir...

D'un point de vue symbolique, cette situation indique que toute volonté lui est ôtée, qu'elle ne peut plus avancer, progresser, évoluer. Nous disons volontiers d'une personne morte qu'elle « part les pieds devant », soulignant ainsi que sa tête ne peut plus exercer aucune volonté. Mais il ne faut surtout pas en conclure hâtivement que cette situation se produisant dans son rêve lui annonce une mort prochaine...

6. En dehors du fait que la couleur violette présente dans les rêves désigne la résignation, le recueillement, ou de fortes aspirations à connotation amoureuse et émotive, le *halo violet* fait ici plutôt référence à la radiation électromagnétique dite ultraviolet, dont la longueur d'onde est inférieure à la limite du spectre visible. D'où nous pouvons déduire que ce halo violet aspire le corps de Sylvie dans l'invisible. L'espace d'un instant, transportée dans le monde invisible, elle est devenue invisible à elle-même. Tout se passe comme si elle avait été aspirée dans un trou, ce dernier se matérialisant pour elle par un trou de mémoire.

7. *L'amnésie* de Sylvie, cette sorte de trou noir dans sa mémoire qui la rend incapable se souvenir de ce qui s'est passé durant son enlèvement, de ce que, éventuellement, les extraterrestres lui ont fait subir, et *l'angoisse* qui s'ensuit peuvent s'interpréter tels quels. Sylvie semble se couper de quelque chose qui se passe ou se produit en elle. Sa mémoire, autrement dit sa conscience, lui fait défaut.

Étape 5

La situation de Sylvie

Au moment où elle faisait ce rêve, toute la situation de Sylvie se résumait pour elle à une préoccupation essentielle. Vivant depuis sept ans auprès d'un homme qu'elle avait aimé éperdument, mais que, pour toutes sortes de raisons inhérentes à son évolution personnelle et au comportement désagréable de son compagnon, elle n'aimait plus autant, elle ne réussissait pas à trouver le courage de se séparer de lui.

La raison matérielle de son indécision reposait sur l'existence de la fille d'un premier mariage de son compagnon, dont il avait la garde, et auprès de qui Sylvie jouait un rôle de mère depuis bientôt sept années. Son attachement affectif à cette enfant la retenait de trancher et de partir, craignant qu'en agissant de la sorte, elle soit contrainte par son compagnon de rompre tous liens avec la jeune fille, qu'elle aimait comme la sienne.

Étape 6

L'interprétation du rêve de Sylvie

L'irruption des *extraterrestres* dans sa *chambre à coucher* indique que c'est bien de sa vie intime et amoureuse qu'il s'agit dans son rêve. Aspirée par ce halo violet qui enveloppe son corps, Sylvie se retrouve en quelque sorte enlevée par ses propres aspirations inconscientes, ou, plus exactement, elle refuse de prendre conscience.

Nos aspirations équivalant à ce que nous désirons fortement, la couleur violette du halo de son rêve souligne le fait que Sylvie aspire très fortement à une harmonie amoureuse parfaite, fusionnelle ; un peu trop parfaite et fusionnelle cependant, pour que de telles aspirations puissent prendre corps dans la réalité.

Voilà pourquoi elle est enlevée par des extraterrestres qui la transportent dans un monde invisible, qui n'existe pas, ou qui ne peut exister dans la réalité, puisque de retour dans son lit, elle ne se souvient de rien. Le fait que ni son compagnon ni ses chiens ne se réveillent pour répondre à son appel au secours confirme l'intensité de ses aspirations si fortes, en effet, que rien ni personne ne peut contrer.

Et si Sylvie est en proie à l'amnésie et à l'angoisse une fois de retour dans son *lit*, c'est probablement parce qu'elle s'obstine dans son indécision, allant jusqu'à refouler ses aspirations. Tant qu'elle ne les aura pas intégrées dans sa vie réelle, le même rêve la hantera, et elle sera enlevée (ravie, disait-on jadis, d'où le ravisseur, puis le rapt et l'enlèvement).

Étape 7

Le message contenu dans le rêve de Sylvie

– Si tu négliges de faire un choix, lui dit son rêve, de prendre une décision, aussi difficiles puissent-ils être, une partie de toi restera invisible. Tes aspirations te jetteront dans une espèce de néant, d'univers invisible dont tu reviendras toujours sans aucune mémoire de ce que tu as vécu.

Tu vis donc une partie de ta vie sans la vivre.

– Mais tôt ou tard, lui dit encore son rêve, tes aspirations plus fortes que toi t'arracheront malgré toi à l'existence que tu mènes, sous forme de circonstances totalement inattendues, surprenantes, bouleversantes. Et comme dans ton rêve, tu ne pourras rien faire pour empêcher de tels bouleversements, personne ne viendra à ton secours.

Ainsi pouvait-elle formuler le message qu'elle se délivrait à elle-même en faisant un tel rêve récurrent, et qui se résumait au fait qu'elle ne devait plus occulter ni refouler ses aspirations.

Du jour où, effectivement, elle a abordé l'interprétation de son rêve sous cet angle, Sylvie ne l'a plus fait. Tenant compte peu à peu et de plus en plus de ses aspirations affectives, le moment venu, elle était prête à prendre les décisions justes et salutaires qui s'imposaient à elle.

De plus, il ne fait aucun doute que le fait d'avoir compris son rêve dans ses grandes lignes l'y a aidé.

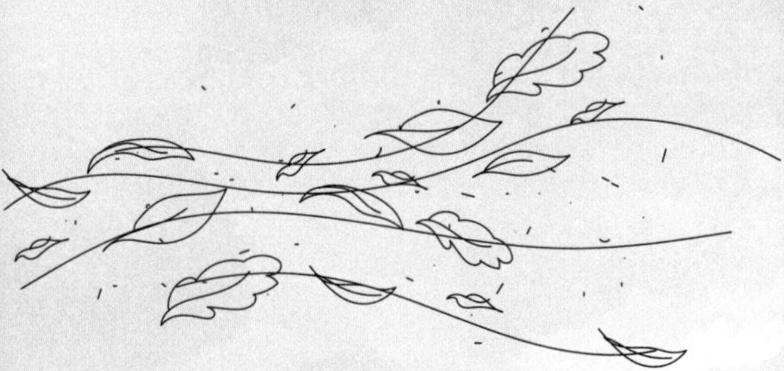

Petit dictionnaire des rêves

Les êtres et les choses, ainsi que les symboles et les mythes qui s'y rapportent, se trouvent dans vos rêves et peuvent vous aider à les interpréter.

Ailes

Les ailes sont des représentations symboliques de l'âme et de l'intelligence, puisqu'elles suggèrent un envol, une légèreté. Symboles de liberté, de pouvoir surnaturel, d'aventure, elles peuvent aussi figurer l'immortalité. Elles montrent encore à la personne qui rêve l'expression ou la manifestation d'un sentiment unique, privilégié, absolu, ressenti comme un enchantement.

Enfin, plus pragmatiquement, les ailes peuvent annoncer une nouvelle, un voyage, un certain détachement de la réalité matérielle, inclinant à l'irréalisme ou aux pensées irrationnelles, ou une aspiration à des états d'âme ou de conscience plus élevés.

Amande

En plus de symboliser l'énergie créatrice dans de nombreuses traditions, l'amande amère et pilée possède des vertus aphrodisiaques. Dans certaines régions de France et d'Europe, on a longtemps cru – et l'on croit encore –, qu'une jeune fille s'endormant sous un amandier en fleur pouvait se réveiller enceinte.

En raison de sa racine étymologique grecque *amagdala*, « amygdale », un rêve d'amande peut très bien faire allusion à la parole, à la nécessité éventuelle pour la personne qui rêve de dire, d'exprimer ou de révéler des sentiments ou des pensées secrètes. Notez qu'un tel rêve possède également une connotation sexuelle. Cependant, l'amande met la personne en relation avec son énergie sexuelle sublimée, transformée en pure énergie créatrice, source de régénération.

Âne

Traditionnellement, on attribue à l'âne une double nature, dont chacune des parties s'oppose à l'autre, quand elles ne s'annihilent pas l'une l'autre : l'ignorance et la sagesse.

Ignorant ou omniscient, comment différencier le mauvais du bon âne lorsqu'il surgit dans un rêve ? C'est un exercice délicat. Le plus souvent, il faut se fier aux circonstances et au contexte dans lesquels l'animal apparaît.

Chevaucher un âne, par exemple, constitue un signe d'humilité, de clairvoyance, de révélation, de sagesse. Tirer un âne par la bride pour le faire avancer ou par la queue pour le faire reculer, représente un signe de difficultés, de freins, d'entraves. Un âne aux oreilles dressées annonce un événement bénéfique, tandis que l'animal aux oreilles basses révèle une situation stagnante, mauvaise, l'obstination, l'entêtement, la force d'inertie, le refus du changement, de l'évolution.

L'âne peut encore être porteur d'une bonne nouvelle, d'un renouveau, d'un changement dans la vie du rêveur. Comme il peut lui annoncer une faute ou une infidélité commise ou subie par elle. Quoi qu'il en soit, la présence onirique de cet animal informe de la nécessité de ne plus vivre dans l'ignorance ou d'un élément majeur dont la personne concernée doit nécessairement prendre conscience.

Anneau

Trouver un anneau ou en recevoir un en cadeau indique une promesse d'union, une réconciliation, ou une forte aspiration à vivre en accord avec soi-même. S'il s'agit d'un modèle ancien, sans doute l'union tant espérée se révélera-t-elle tardive ou bien le rêveur devra s'inspirer de valeurs morales et spirituelles traditionnelles pour réaliser l'union à laquelle il aspire.

En revanche, sa perte symbolise une trahison ou un manque d'harmonie dans ses relations de couple ou avec une personne proche. Un anneau brisé révèle une promesse non tenue, un vœu ou un souhait qui ne sera pas exaucé. Un anneau porté à l'index symbolise l'orgueil ; au médius, la prudence ; à l'annulaire, l'union là encore ; à l'auriculaire, la clairvoyance.

Arbre

Lorsque vous rêvez d'un arbre, efforcez-vous de vous rappeler de quelle espèce il s'agissait. En effet, celui de votre rêve vous ressemble. Il s'agit d'un arbre tutélaire en quelque sorte, dont les caractéristiques peuvent vous aider à mieux vous comprendre vous-même.

Être allongé ou endormi sous un arbre constitue un signe de protection. Plus notre tête se trouve proche du tronc, plus nous jouissons d'une puissante protection. Par exemple, en cas de maladie, si notre tête repose contre le tronc, cela augure d'un prompt rétablissement.

Grimper à un arbre ou en descendre révèle souvent une quête, une soif d'apprendre, de découvrir, mais aussi de se recentrer, d'aller à l'essentiel. En revanche, tomber d'un arbre nous indique que les temps sont mûrs et que nous devons ou pouvons agir sans plus attendre. S'asseoir sur une branche signale une situation inconfortable ou instable.

Cueillir des fruits ou en ramasser au pied de l'arbre nous prévient que nous sommes sur le point de récolter les fruits de nos efforts ou de nos actes. Un arbre mort nous confronte à une réalité, une situation, ou parfois un sentiment sur lequel nous nous attardons, mais qui, apparemment, n'a plus de raison d'être.

Arc-en-ciel

L'apparition d'un arc-en-ciel dans un rêve peut revêtir une double signification. Il annonce un événement heureux,

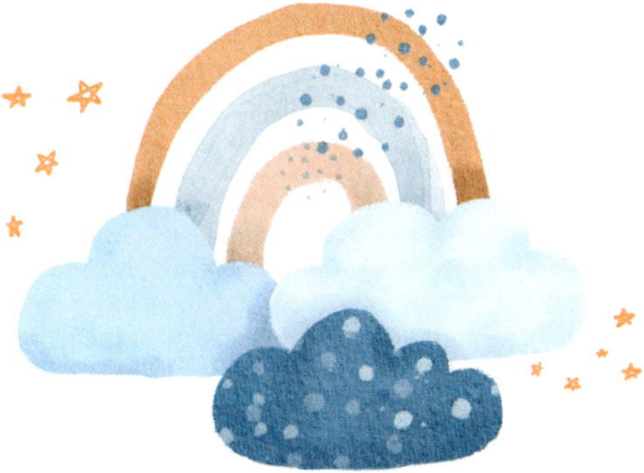

une perspective prometteuse, une grande joie. Ou, à l'inverse, il indique l'avènement d'une période difficile, éprouvante, surtout d'un point de vue économique, suivie cependant d'un renouveau bénéfique. La présence d'un arc-en-ciel ne révèle jamais une situation néfaste ou sans issue.

Il annonce encore une alliance, ou une réconciliation si le rêveur se trouve en conflit avec d'autres individus. Toutefois, le plus souvent, ce rêve met la personne concernée en étroite relation avec elle-même, la plongeant aux sources de ses plus belles énergies vitales et spirituelles. Son apparition onirique constitue dès lors un gage de révélation, de régénération, d'accomplissement personnel.

Automobile

Dans un rêve, d'un point de vue symbolique, conduire, c'est se conduire, agir en toute autonomie, être indépendant et responsable de ses actes, de ses décisions.

L'automobile, outil du monde moderne, se trouve apparentée au symbole universel et très ancien de la roue solaire. En effet, elle repose évidemment sur quatre roues, mais pour la conduire, il faut en actionner une autre, le volant.

Par ailleurs, la voiture est pourvue d'un moteur. Ce nom dérive du verbe mouvoir, qui sous-tend l'amour, l'émotion et la motivation. Dès lors, la personne assise au volant compose, malgré elle, la figure symbolique de l'être maîtrisant (ou conduisant) ses pensées et ses désirs, contrôlant et dirigeant son véhicule corporel ou son enveloppe charnelle, se mouvant, se déplaçant, évoluant grâce à ses émotions et à ses sentiments : les moteurs de sa vie.

D'un point de vue symbolique toujours, la route figure le chemin de la vie, ou la destinée, le carrefour, la notion de choix, de direction ou de décision à pendre.

Les panneaux de signalisation du Code de la route indiquent des règles à respecter, des conseils à suivre. Les feux tricolores révèlent un arrêt, une contrainte, ou le droit d'aller de l'avant, d'avancer, de progresser ou de poursuivre sa route.

La personne doit interpréter l'apparition d'une automobile dans son rêve en s'inspirant de toutes les informations précitées, selon les circonstances dans lesquelles le véhicule en question se trouvait.

Par ailleurs, un rêve d'accident de la route ne constitue que très rarement une prémonition ou un mauvais présage. Le plus souvent, il prévient le rêveur d'un choc psychologique ou moral, d'une prise de conscience ou, tout simplement, qu'il fait fausse route. D'autres éléments présents dans son rêve lui indiqueront sûrement pourquoi et comment il ne prend pas la bonne direction. Sinon, dès qu'il en aura conscience, les autres rêves qui suivront lui fourniront plus d'indications.

Aveugle

En rêvant qu'il devient ou qu'il est aveugle, le rêveur se donne à lui-même le conseil de s'abstraire du monde des apparences, tenant sans doute une trop grande place dans sa vie, pour développer ses facultés de discernement, ses intuitions et une vision plus intériorisée, plus réfléchie, plus subtile et plus approfondie des êtres et des choses, et de la réalité. Dans son rêve, lorsqu'il rencontre un aveugle ayant un bâton ou une canne à la main, cela implique souvent une prise de conscience nécessaire pour lui, une révélation qui lui sera faite ou une découverte qu'il fera bientôt.

Avion

L'avion, lui aussi symbole du monde moderne, se rattache au mythe grec d'Icare et de son père, Dédale. Pour s'enfuir du labyrinthe où ils avaient été enfermés par Thésée, ils se sont fabriqué des ailes pour s'envoler en les fixant à leurs épaules avec de la cire. Dédale recommanda à son fils de ne voler ni trop bas ni trop haut, mais Icare l'orgueilleux s'approcha si près du Soleil que la cire fondit et qu'il fût précipité dans la mer. Le récit de ce mythe n'était évidemment pas très encourageant pour les pionniers de l'aviation, dont les exploits donnèrent à l'être humain l'occasion de réaliser l'un de ses plus vieux rêves : voler comme un oiseau.

Ainsi, dans un rêve d'avion, les notions de fuite, d'orgueil et de présomption, présentes au cœur de ce mythe, s'imposent toujours. Un tel rêve peut encore illustrer notre besoin d'évasion à un moment de notre vie où les réalités concrètes et matérielles nous absorbent trop. Ou bien il nous informe que nous voyons les choses de haut, de trop haut peut-être, perdant tout contact avec la réalité.

Le rêve d'un avion qui explose en vol ou s'écrase au sol avertit la personne qui le fait d'une situation dans laquelle elle s'est laissée entraîner, et qui sera sans doute brusquement remise en cause par des circonstances indépendantes de sa volonté.

Bain

Au sens propre comme au sens figuré, plonger dans un bain, c'est se laver, se purifier, se ressourcer, se régénérer. Symboliquement, il s'agit d'un retour aux sources, dans les eaux matricielles et originelles. Dans un rêve, prendre un bain révèle un besoin de purification, de retour aux sources, de détente, d'abandon.

Toutefois, « se mettre dans le bain » possède aussi une autre signification. Le rêveur se trouve probablement à un moment de sa vie où il doit se jeter à l'eau, agir, oser, prendre des initiatives, se responsabiliser pour réaliser ou obtenir quelque chose qui lui tient à cœur.

Baiser

Dans un rêve, le fait d'embrasser prend le double sens de donner un baiser par amour et de s'attacher par choix à quelque chose, aux intérêts de quelqu'un ou à sa cause. Lorsque quelqu'un embrasse la personne qui rêve, ou qu'elle l'embrasse, elle doit se demander quel intérêt particulier le quelqu'un en question lui porte, quelles affinités ou quels sentiments les attirent l'un vers l'autre, quels liens secrets les unissent.

Il arrive fréquemment que, dans la vie réelle, à tort ou à raison, on se méfie d'une certaine personne, ou que l'on se sente rejeté par elle. Dès lors, si, de manière onirique, on donne un baiser à cette personne ou que celle-ci nous embrasse, cela signifie certainement que nous devons surmonter nos craintes relatives à sa sincérité ou à son aversion à notre égard.

Barbe

Une barbe jouant un rôle important dans un rêve est plus souvent le signe d'un artifice ou d'une dissimulation qu'un symbole de virilité ou de sagesse. Sauf si, sans conteste, il s'agit d'une très longue barbe blanche.

Un homme rêvant qu'il porte une barbe non entretenue se trouve symboliquement en relation avec un trop-plein d'énergie qu'il contient ou inhibe, susceptible de déborder et de le submerger à tout moment.

Une femme rêvant qu'elle porte une barbe s'informe elle-même de son intransigeance, ou se le reproche ; elle peut aussi se sentir ou se percevoir victime d'un complexe de virilité.

Si le rêveur se trouve en relation avec un homme portant une barbe, deux interprétations se présentent : ce rêve l'informe qu'il est victime d'un mensonge, d'une calomnie, d'une personne hypocrite et malveillante. Ou bien qu'une tierce personne de son entourage le contraindra ou le conseillera utilement pour qu'il y voie plus clair en lui-même ou dans sa vie.

Enfin, toujours de manière onirique, se raser est un signe de sacrifice consenti, de dépouillement, de triomphe de la vérité.

Barque

Dans l'Antiquité, la barque était souvent représentée comme le véhicule transportant les corps des défunts dans l'au-delà. Elle était également en analogie avec le char solaire car, dans certaines régions du monde, c'était souvent derrière l'horizon, au-delà des mers, que le Soleil se levait et se couchait. Dès lors, symboliquement, la barque se rattache à la naissance et à la mort. Sa présence peut tout aussi bien faire allusion au berceau, au cercueil ou à l'arche.

Elle symbolise encore la destinée. Cependant, du fait que l'on peut la conduire à l'aide de rames, elle figure aussi le concept de libre arbitre. Si la personne qui rêve rame, sans doute mène-t-elle bien sa barque, non sans efforts ni difficultés. En revanche, si elle vogue à la dérive, elle manque de libre arbitre ou de volonté, se laissant porter par les événements. Dans l'un et l'autre rêve, elle se trouve, quoi qu'il en soit, dans une situation de transition, la contraignant à une grande vigilance.

Bâton

Dans un rêve, l'apparition d'un bâton se trouve fréquemment en relation avec le principe des courants énergétiques et psychiques vitaux, ou avec la notion de guide.

Lorsqu'un bâton joue un rôle important, le rêveur peut en déduire qu'il traverse ou va traverser une période de sa vie au cours de laquelle il aura besoin d'être guidé, orienté, éclairé. Ou bien ce rêve peut signifier qu'il doit se préoccuper de ses ressources énergétiques et psychiques vitales dont il ne fait pas bon usage ou dont il n'exploite pas toutes les richesses.

Le bâton symbolisant aussi le pouvoir et l'autorité, son apparition dans un rêve peut s'interpréter dans le sens de « donner ou recevoir du bâton », autrement dit qu'il faut faire preuve de fermeté, ou se plier à certaines règles, à une discipline, sous peine de réprimande ou d'amende.

Belette

La présence d'une belette, dans un rêve, met la personne en relation avec la ruse dont elle fait preuve pour obtenir ce qu'elle convoite, un désir qu'elle éprouve et se dissimule à elle-même. Elle peut aussi l'avertir qu'une tierce personne de son environnement relationnel nourrit à son égard des intentions cachées ou des arrière-pensées.

Berger

Au XVIIe siècle, « l'heure du berger » est devenue une expression courante pour exprimer le moment favorable de l'amant. Cette heure coïncidait avec celle de l'apparition

de l'étoile du Berger, la planète Vénus, la première à surgir dans le ciel à la tombée du jour, annonçant le retour du pâtre dans la bergerie. D'où l'expression populaire de « la réponse du berger à la bergère », autrement dit la bonne réponse donnée afin de clore une discussion.

En conséquence, l'apparition d'un berger revêt fréquemment une connotation affective, comme si le pâtre du rêve incarnait le messager de l'amour. Ou bien il peut annoncer la solution prochaine à un problème qui tourmente le rêveur, la fin de ses inquiétudes, la réponse à toutes les questions qu'il se pose.

Il peut encore apparaître à un moment de sa vie où la personne se trouve plongée dans l'incertitude, où elle aspire à trouver un guide, à recevoir un conseil, une aide ou une protection. Enfin, il faut aussi préciser qu'il s'agit parfois d'un rêve à caractère mystique ou religieux, lui indiquant qu'elle possède une certaine plénitude ou paix intérieure, en référence au psaume 22 de la Bible : *« Le Seigneur est mon berger, je ne manque de rien ; sur des prés d'herbe fraîche, il me fait reposer. »*

Beurre

L'apparition de beurre dans un rêve peut faire allusion au barattage, dont l'origine étymologique offre des significations diverses : combat, tumulte, dispute, confusion, agitation, troquer, achever, accomplir, agir. Baratter consiste à agiter la crème pour faire le beurre. Dans ce sens, voir du beurre dans un rêve peut correspondre à un conflit, à une période de lutte ou à une situation confuse concernant la personne qui en rêve.

Le beurre peut aussi lui indiquer qu'elle réalisera une transaction avantageuse, ou qu'elle tire ou tirera profit d'une situation, dans l'acception « faire son beurre ». Ou alors qu'elle est victime d'une tromperie ou qu'elle bavarde en vain (baratin dérive de baratte). Ou, enfin, qu'elle doit achever une œuvre, ou exploiter le meilleur d'elle-même (allusion à la crème transformée en beurre), pour produire un renouveau dans sa vie.

Il arrive parfois qu'une femme enceinte rêve de beurre avant de connaître l'existence de sa grossesse.

Bijoux

Pour découvrir la signification de l'apparition d'un bijou dans un rêve, ou quelle portée symbolique donner à un bijou que la personne trouve par hasard, qu'elle reçoit en cadeau ou perd inopinément, il faut observer de quel bijou il s'agit. Chacun a une signification particulière selon l'endroit du corps où il se porte, sa forme, les pierres ou le métal qui le composent.

Recevoir une bague en cadeau dans un rêve annonce une joie présente ou à venir, un bienfait, un profit, une gratification. À moins qu'un tel cadeau signifie une mission, une tâche délicate ou périlleuse que le rêveur doit accomplir. Auquel cas, ce rêve lui annonce une épreuve, un cap à franchir. S'il passe une bague à l'un de ses doigts, ce dernier détient sûrement une signification importante dans son rêve (voir Mains et Doigts p. 127). Trouver une bague augure d'une joie à venir. En perdre une correspond souvent à une frustration.

Porter des bracelets serrés autour de l'avant-bras est un signe de dépendance, tandis qu'un bracelet enserrant le poignet droit révèle un manque de souplesse et de compréhension. Autour du poignet gauche, c'est preuve d'un attachement morbide et inhibant à son passé. En revanche, s'il s'agit d'un bracelet en forme d'anneau métallique laissant le poignet libre, tout porte à croire que les habitudes comportementales du rêveur ou de la rêveuse sont bien intégrées dans le schéma de sa personnalité et qu'elles n'interfèrent pas dans son comportement.

Porter un collier autour de cou révèle un lien affectif profond, solide. Plus le collier est lâche, tombant sur la poitrine, plus il souligne les qualités de fidélité, de constance des sentiments. En revanche, s'il entoure de près le cou, l'attachement affectif s'avère plus contraignant. Un collier de perles constitue un gage de richesse, de pureté, d'honnêteté, de loyauté. Si, dans son rêve, la personne trouve ou reçoit un collier en cadeau, elle aspire à une réconciliation ou à une union.

La boucle tient son origine de l'anneau pourvu d'une attache que, jadis, on portait à l'oreille. Le temps aidant, à toute courbe refermée sur elle-même sur le tracé d'une rivière, d'un fleuve ou d'un chemin, on attribua le nom de boucle. D'où l'expression populaire « la boucle est bouclée » signifiant qu'on a fait le tour d'un problème ou d'une situation.

Cependant, à l'instar de l'anneau, de la bague de fiançailles, de mariage ou de l'esclave, la boucle d'oreille possède la même connotation symbolique d'attachement. Dès lors, si, dans son rêve, la personne porte une boucle d'oreille, celle-ci peut avoir le double sens de lien et d'aliénation.

Par ailleurs, le fait que la boucle d'oreille s'attache au lobe peut souligner que la personne doit se montrer plus attentive aux paroles que d'autres prononcent, ou à sa propre voix intérieure. Si elle écoute bien, ou mieux, elle réalisera sans doute qu'une situation la concernant est arrivée à son terme, ou qu'un problème est résolu, que la boucle est bouclée en quelque sorte.

Enfin, il convient de souligner l'analogie existant entre le bijou, quel qu'il soit, et l'amulette ou le talisman. En conséquence, il arrive fréquemment qu'un rêve de bijou coïncide avec une période difficile, éprouvante, que traverse la personne dont ce rêve l'informe. Cependant, il lui signifie également qu'elle bénéficie d'une aide ou d'une protection providentielle.

Blanc

Bien que le blanc possède un effet apaisant et rassurant, sa forte présence peut signifier au rêveur une situation en germe, une absence d'émotion, un sentiment d'indifférence, une certaine froideur ou une tendance à tout accepter sans réagir.

Dans un rêve, le blanc n'est donc pas systématiquement synonyme de paix. Par exemple, rêver d'un cheval blanc met la personne en relation avec ses instincts licencieux non maîtrisés, menaçant de la submerger, surtout s'il s'agit d'un cheval sauvage.

Le blanc figure aussi parfois la mort. En effet, dans les sociétés primitives, le noir et la tristesse s'associaient à la naissance, du fait de l'incertitude de la destinée humaine, tandis que le blanc consacrait la mort telle une vraie naissance, une libération. Par conséquent, dans un rêve de blanc, il s'agit fréquemment d'une mort symbolique et libératrice, autrement dit de désirs, de sentiments, de réflexes comportementaux, d'habitudes dont la personne doit ou peut se libérer.

Un rêve de femme habillée de blanc représente indifféremment un symbole de naissance ou une figure de la mort. Nos ancêtres surnommaient la mort, la Dame Blanche, tandis que, dans l'imaginaire collectif, les fantômes, eux aussi, apparaissent revêtus d'une robe ou d'un drap blanc.

En revanche, voir un linge blanc dans un rêve, s'en saisir, le toucher ou le revêtir constituent un signe de naissance, ou un gage de pureté, de sincérité, de franchise, d'innocence dans la vie ou l'esprit de la personne.

Quoi qu'il en soit, pour interpréter correctement un rêve où le blanc semble jouer un rôle important, la personne doit l'associer à l'objet, l'animal, la tierce personne, le lieu apparaissant dans son rêve, et tenter de lui donner tout son sens, sachant que cette couleur en question la singularise.

Bleu

Si les revenants apparaissent souvent revêtus de blanc, les dieux mythologiques éternels et les démons immortels sont souvent représentés avec une tête et un corps bleus, notamment en Inde. D'où l'expression « éprouver une peur bleue ».

Néanmoins, l'apparition du bleu dans un rêve constitue un heureux présage, en ce sens qu'il révèle un état de grâce, une relation avec l'esprit supérieur et les aspirations spirituelles de la personne, dont elle est plus ou moins consciente ou préoccupée à l'état de veille. Cette couleur s'associe en effet au bien-être, à la douceur, à l'harmonie, aux sentiments purs et profonds. Elle apaise la fièvre, les passions, les tensions. Elle conjure les mauvais sorts et absorbe le mal. Il s'agit fondamentalement d'une couleur bénéfique, celle de l'amour, si l'on en croit l'adage « yeux bleus, yeux d'amoureux ».

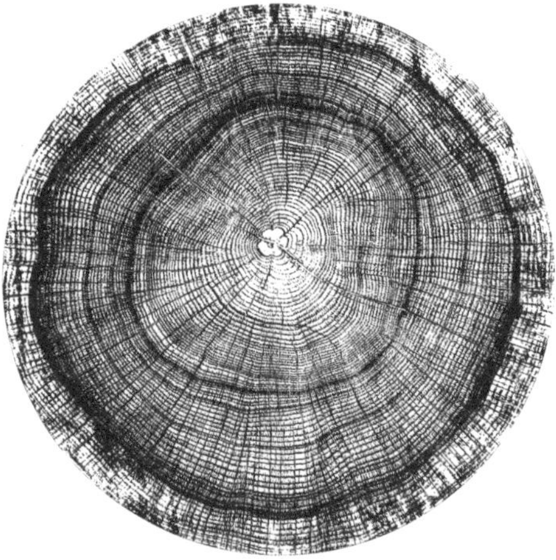

Bois

De tout temps, en Europe et en Asie surtout, la présence du bois dans un rêve a été perçue tel un présage bénéfique révélant une protection. Cependant, il semble bien que la signification de ce rêve diffère selon la nature du bois et l'essence de l'arbre dont il est issu.

L'expression « toucher du bois », pour s'assurer d'une protection providentielle, remonterait à l'époque où l'on vénérait les reliques des saints, à partir du xe siècle environ. D'aucuns croyaient en effet qu'en touchant des morceaux de bois de la croix du Christ, ils conjuraient le mauvais sort et s'accordaient les bonnes grâces divines. Dès lors, toucher du bois dans un rêve revient à demander (à se demander à soi-même peut-être) aide et protection, ou à entrer en relation avec la part la plus pure enfouie en soi.

Boiteux

Les légendes se rattachant au boiteux, tel Jacob après sa lutte avec l'ange, révèlent qu'il s'agit d'un initié. On peut donc en déduire que rencontrer ou croiser un boiteux, ou marcher en boitant dans un rêve, sont le signe avant-coureur d'une révélation, d'une prise de conscience, d'une épreuve à passer, d'un cap à franchir, d'une période de lutte, de troubles, dont le rêveur sortira sans doute victorieux, mais totalement transformé.

Un tel rêve annonce parfois une conversion morale, psychologique ou spirituelle. Il s'agit d'un rêve d'une grande portée et d'une grande richesse symboliques, qui doit toujours retenir l'attention de la personne concernée, mais dont il lui faudra nuancer et adapter l'interprétation en tenant compte des circonstances de sa vie au moment où elle le fait.

Bosse et Bossu

Jadis, on attribuait aux protubérances du crâne des manifestations de dons particuliers : la bosse des maths ou la bosse du commerce, entre autres. Quant au verbe bosser, il tient son origine des Xe et XIe siècles, lorsque les paysans et les serfs accomplissaient leur dur labeur dans les champs le dos courbé. Bosser signifie littéralement « présenter des bosses ». Enfin, les expressions populaires « rire comme un bossu » et « je suis plié en deux » parlent d'elles-mêmes.

Depuis, dans l'imaginaire collectif, rêver d'un bossu équivalait à un signe de chance, de joie, de bonne humeur, l'annonce d'un cadeau, d'un don du ciel, d'une protection providentielle.

Cependant, la présence d'un bossu dans un rêve peut aussi avertir la personne d'un dur labeur qu'elle doit effectuer, dont elle tirera un profit modeste, mais gratifiant. En d'autres termes, ce rêve lui conseille de moins se soucier du résultat à obtenir, mais de se concentrer sur le travail à accomplir, dont elle obtiendra sans doute plus de joie que de satisfactions matérielles. Enfin, le bossu peut tout simplement figurer, symboliquement, une situation en germe, à venir, dans laquelle le rêveur devrait s'impliquer sans réserve.

Bouffon et Clown

Selon les caractères se rattachant à ces deux personnages, le bouffon ne prend rien au sérieux, relativise ou dédramatise les situations et les relations humaines, tandis que le clown vit, incarne ou exhibe son propre drame, dont il fait rire.

Lorsqu'un bouffon surgit dans un rêve, la personne concernée se trouve en présence d'une représentation caricaturale de sa personnalité. Ce rêve revient à dire qu'elle se moque d'elle-même. Il intervient fréquemment lorsque, à l'état de veille, la personne se prend trop au sérieux, qu'elle se donne de l'importance, qu'elle exagère ou qu'elle dramatise un fait ou une situation.

En revanche, l'apparition du clown peut la mettre en garde contre sa trop grande naïveté, son manque de discernement ou de clairvoyance, ou sa tendance à ne pas prendre la vie suffisamment au sérieux.

Bougie

Rêver d'une bougie allumée sur un chandelier est souvent un rêve d'une grande profondeur spirituelle, un message d'espérance que la personne se donne à elle-même, mais aussi l'annonce d'une révélation, ou plus simplement et pragmatiquement, d'une bonne idée dont elle n'a peut-être pas encore pris conscience.

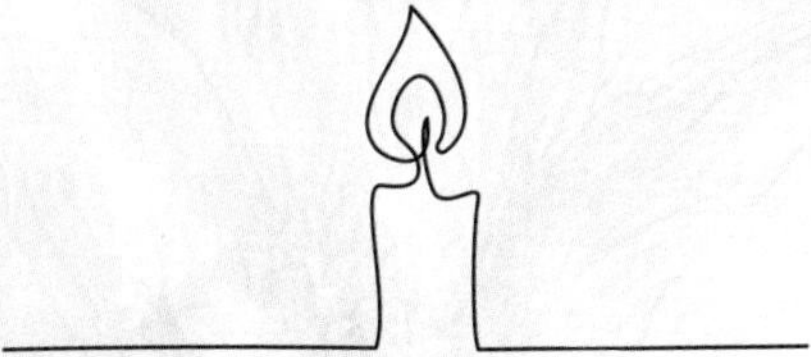

En revanche, une chandelle éteinte peut symboliser pour le rêveur ou la rêveuse, un refus de se confier, de communiquer, ou une certaine forme d'hypocondrie, de dépression latente ou de désespoir.

Quant à l'apparition d'un chandelier, avec ses bougies allumées, elle semble être un signe de prospérité, de bonheur, d'évolution personnelle, parfois aussi d'élévation spirituelle.

Bouteille

D'un point de vue symbolique, la bouteille et son contenu sont étroitement associés l'une à l'autre pour soulager l'être humain ou faire de lui l'égal des dieux. En effet, dans les civilisations antiques, les Grecs et les Celtes, notamment, percevaient l'ivresse tel un don des dieux.

Rêver d'une bouteille ou de plusieurs bouteilles pleines augure pour la personne une promesse de perspectives heureuses. Ce rêve laisse entendre qu'elle pourra satisfaire ses désirs, exaucer ses vœux. S'il s'agit d'une bouteille entamée, cela signifie que tout n'est pas encore accompli pour elle, ni dans sa vie. S'il s'agit d'une bouteille vide, ce rêve lui confirme qu'elle sait tout ce qu'elle doit savoir, ou qu'elle ne tirera plus rien d'une situation ou d'une période de sa vie désormais révolue, selon l'expression populaire « toute honte bue ».

Enfin, si son rêve la place dans une cave remplie de bouteilles, elle se trouve confrontée à la somme de connaissances et de richesses potentielles dont elle dispose, pouvant rassasier sa soif de savoir. Cependant, ce dernier rêve lui indique nettement que, pour s'abreuver à cette source vive, elle doit descendre à la cave, autrement dit ne pas craindre de pénétrer dans les couches profondes, souterraines, parfois obscures de sa personnalité.

Brouette

Une brouette apparaissant dans un rêve indique à la personne concernée qu'elle doit prendre son destin en main, assumer ses responsabilités, porter le fardeau de sa vie ou le poids de ses obligations, pour avancer, évoluer, progresser. Il arrive parfois qu'un rêve de brouette augure d'un simple déménagement.

Brouillard

Symboliquement, le brouillard représente tout ce qui apparaît encore indifférencié, informe, indéterminé, en gestation. Marcher dans le brouillard révèle à la personne qui fait ce rêve qu'elle se trouve en pleine confusion intérieure, en période de troubles ou de brouille avec son entourage. Cependant, très fréquemment, et simultanément, un tel rêve annonce un événement en préparation, une création, une naissance. Par son analogie avec l'ébauche et l'esquisse auxquelles le brouillon fait allusion, « se retrouver dans le brouillard » peut aussi signifier à la personne qu'il se prépare quelque chose d'important dans sa vie, dont elle a la prémonition, mais n'en a pas encore conscience.

Carré

Par son analogie ancestrale avec la Terre, dont il était une figure symbolique dans l'Antiquité, le carré présente des correspondances avec la vie terrestre, la réalité matérielle, les valeurs tangibles de ce monde, le concret, tout ce qui semble établi, immuable, permanent.

Se trouver à l'intérieur d'un carré dans un rêve, qu'il s'agisse d'une cour, d'un jardin, d'un champ ou de tout autre endroit présentant cette forme, constitue pour le rêveur un signe de sécurité, d'ordre, de protection, mais peut aussi lui révéler une situation d'enfermement. Un raisonnement logique, par exemple, reposant systématiquement sur les mêmes critères et aboutissant toujours aux mêmes conclusions peut très bien apparaître sous l'aspect d'un carré dans son rêve. En interprétant son rêve, la personne doit distinguer si ce carré lui suggère une protection ou si, à l'inverse, il fait allusion à un isolement ou à une certaine rigidité intellectuelle.

Cascade

Rêver de se baigner dans l'eau d'une cascade correspond toujours à une action purifiante, vivifiante et tonifiante, dont le psychisme ou l'âme de la personne concernée a besoin ou dont elle bénéficie. En effet, si dans de nombreuses religions et croyances datant des trois derniers millénaires, le caractère immortel de l'âme prévalait, il semble bien que nos plus lointains ancêtres envisageaient le concept de l'âme d'une manière plus pragmatique, voire fataliste. L'importance de l'âme ne leur échappait pas, mais ils croyaient volontiers en sa vulnérabilité et, par conséquent, s'encourageaient mutuellement à prendre soin de leur âme, notamment en la purifiant.

Par ailleurs, en raison de son analogie avec le fait que son eau se déverse avec force du haut des montagnes, l'apparition d'une cascade peut renvoyer le rêveur à l'irruption d'une succession d'événements surgissant dans sa vie, à l'origine d'un renouveau.

Casque

Dans son rêve, lorsqu'un personnage apparaît coiffé d'un casque, la personne doit toujours se demander si elle ne se dissimule pas quelque chose à elle-même, ou si la tierce personne figurée symboliquement par le personnage présent dans son rêve ne détient pas une information qu'elle néglige ou refuse de lui révéler.

Si le rêveur se voit lui-même portant un casque, sans doute détient-il un secret qu'il cherche à dissimuler ou protéger à tout prix, ou refuse-t-il de prendre conscience d'un fait réel. Son casque peut encore symboliser sa force d'âme, dont il ignore l'importance ou la grandeur, ou une protection providentielle dont il bénéficie au moment où il fait ce rêve (voir aussi Chapeau, page 88).

Catastrophe

Les racines étymologiques de ce mot laissent supposer que, jadis, en l'employant, nos ancêtres songeaient plus précisément à une espèce de révolution, de retournement, de retour au point d'origine qu'à un drame ou une fatalité. Par la suite, il a pris le sens de dénouement, de fin, puis de bouleversement. De nos jours, nous employons ce terme pour désigner un événement dramatique et dévastateur en rapport avec des phénomènes naturels imprévisibles et incontrôlables, ou encore des accidents.

Toutefois, dans un rêve, une catastrophe doit rarement s'interpréter sous l'angle d'un drame ou d'une tragédie. Le plus souvent, une catastrophe se produisant dans son rêve, aussi impressionnante puisse-t-elle lui paraître, met le rêveur ou la rêveuse en présence d'un bouleversement salutaire voulu ou subi dans son mode de vie, de comportement ou de pensée. Il va de soi que si la personne qui en rêve possède certaines habitudes ou des réflexes comportementaux auxquels elle se conforme depuis de longues années, et que, tout à coup, pour des raisons inhérentes à son existence, elle en change, quasiment du jour au lendemain, un tel événement coïncide avec un bouleversement. Il frappe sa conscience et son psychisme plus qu'elle ne le soupçonne. Toutefois, en raison du sens de dénouement qui se rattache à catastrophe, un tel rêve peut lui signifier qu'elle appelle de ses vœux le dénouement d'une situation ou que celui-ci s'annonce très proche.

Ceinture

Rêver d'une ceinture ne signifie pas que la personne doit se restreindre ou se sentir limitée dans ses moyens, selon l'expression populaire « se serrer la ceinture », mais révèle plutôt une certaine harmonisation entre l'intelligence et l'instinct, l'esprit et le corps. À moins que, dans son rêve, elle tienne sa ceinture fermée et très serrée. En revanche, s'il s'agit d'une ceinture en cuir, en argent, en or ou en tout autre métal, elle confère à la personne une force et un pouvoir dont ce rêve peut l'aider à prendre conscience.

Cendres

Selon de très anciennes traditions, les cendres possédaient un caractère sacré s'apparentant aux rites de passage du monde des vivants à celui des morts. Ce rite s'inspire d'une croyance très ancienne elle aussi, mais toujours forte de nos jours, en la survie et la pérennité de l'âme du défunt après la mort perçue dès lors comme un passage précisément, une transition, une transformation, non comme une fin en soi.

Les cendres présentes dans un rêve avertissent la personne qu'elle devrait envisager certains faits de son existence sur un autre plan, se détacher de certaines préoccupations matérielles pour se sentir plus libre, plus légère, moins fixée ou figée dans des états ou des situations après tout éphémères. En d'autres termes, ce rêve contient un message de détachement.

– Ne renonce à rien, dit le rêve messager à la personne concernée, mais ne t'attache pas, car l'objet de ton attachement peut se trouver tôt ou tard réduit en cendres.

Centre et Cercle

La totalité de l'être humain, constitué de matière et d'esprit, possède un centre moteur et directeur. Parfois, ce dernier peut apparaître d'une manière tout à fait explicite à la personne qui en rêve sous l'aspect d'un cercle ou d'une forme circulaire avec son centre clairement défini, ou au centre duquel elle se situe dans son rêve. Mais pour figurer ce centre, le langage des rêves peut emprunter toutes sortes d'allégories, dont le serpent lové, la roue, la spirale, le médaillon, le mandala, la source, entre autres. Si, dans son rêve, la personne se trouve à l'intérieur d'un cercle, elle bénéficie d'une protection ; en dehors de celui-ci, livrée à elle-même, tout peut arriver.

Cercueil

Sa présence dans son rêve avertit la personne qu'elle devrait se débarrasser d'un événement de son passé sur lequel sa mémoire se fixe, d'une vieille habitude ou d'un sentiment ancien, qu'elle l'enterre, symboliquement, et l'oublie une fois pour toutes. Ou bien son apparition la met en présence d'un fait, d'un sentiment ou d'une information qu'elle se dissimulait à elle-même, qu'elle croyait mort et enterré, disparu, tandis que son rêve lui révèle qu'il n'en est rien.

Enfin, si le rêveur voit un cercueil vide, il ne doit pas s'effrayer outre mesure ni interpréter ce rêve comme le signe de sa mort prochaine ni de celle d'une personne proche, mais le plus souvent d'une situation, d'une période, d'un cycle de sa vie qui arrive à sa fin, dont il craint peut-être de se détacher.

Cerf

Symbole de puissance, de force spirituelle et de richesse matérielle, il apparaît dans un rêve comme un guide apportant une bonne nouvelle, un message de bon augure, de naissance, de création, une révélation, une prise de conscience, l'irruption dans la vie du rêveur ou de la rêveuse d'un événement exceptionnel.

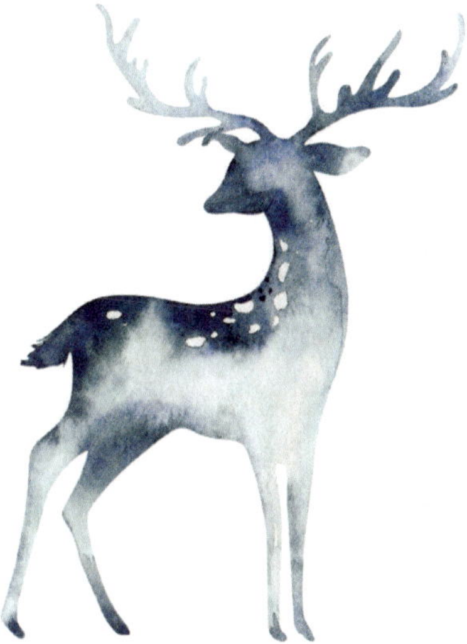

Cerise

L'apparition de cerises dans un rêve s'apparente traditionnellement à une mort symbolique : la fin d'une situation, d'une relation, d'une période de notre vie, par exemple. Pourtant, reproduisant des gestes rituels accomplis par nos ancêtres depuis des temps immémoriaux, celui ou celle qui, cueillant ou mangeant des cerises, accroche autour de ses oreilles deux fruits suspendus par une tige commune, invoque l'amour sans le savoir. Dès lors, si le rêveur ou la rêveuse porte des cerises à ses oreilles, son rêve lui transmet un message d'union charnelle.

Et puis, n'oublions pas la fameuse « cerise sur le gâteau » qui, dans un rêve également, annonce un cadeau ou un atout supplémentaire.

Chaîne

Rêver de chaîne, plus que mettre en avant une éventuelle dépendance, un lien ou un attachement, souligne plutôt des situations, des circonstances pénibles et contraignantes. Toutefois, cette chaîne faisant aussi allusion aux « réactions en chaîne », autrement dit à la loi de cause à effet et à l'effet domino, tout laisse croire que le rêveur se trouve à l'origine de telles situations créées à son insu par ses pensées, ses initiatives, ses choix, ses actes, antérieurs à ce rêve.

Chaise

Jadis, la chaise, devenue un meuble d'usage courant, passait pour un attribut des dieux. Seule la personne détentrice d'un droit divin, d'une puissance supérieure qui en faisait l'égale des dieux, méritait de s'y asseoir. Elle siégeait. Dès lors, se trouver assis sur une simple chaise dans un rêve ne constitue sûrement pas un fait banal ou anecdotique. Quelles que soient les circonstances dans lesquelles elle se trouve assise sur une chaise ou les événements qui se produisent dans son rêve, la personne siège, trône, préside. La chaise est ainsi l'un des nombreux symboles du centre (voir Centre, page 83). Toutefois, une chaise bancale souligne la fragilité ou l'instabilité de la position de la personne qui en rêve.

Un tabouret lui indique une position modeste, pouvant toutefois progresser si elle fait l'effort de se recentrer, de puiser sa force et son équilibre dans ses reins. Le fauteuil, plus confortable, l'informe qu'elle jouit d'un certain confort moral, affectif ou matériel. Ou bien qu'elle remportera une compétition. Enfin, le banc sur lequel elle se tient assise lui révèle qu'elle se trouve dans une situation transitoire, précaire ou passagère.

Chameau

Malgré la mesure, la sobriété, l'endurance, le calme qu'évoque l'animal, les allégories se rattachant au chameau possèdent une certaine ambivalence. Dès lors, la personne rêvant qu'elle est sur un chameau se trouve souvent confrontée à sa propre présomption ou à son obstination. Ou alors, solitaire ou isolée, elle vit une période difficile, elle fait une « traversée du désert » en quelque sorte (voir Désert, page 106). Cependant, son rêve l'informe qu'elle possède une monture digne de confiance, c'est-à-dire un soutien providentiel avec toutes les qualités requises pour accomplir cette traversée, braver et surmonter ses difficultés.

Champignon

De par ses propriétés hallucinogènes ou mortelles et sa forme phallique, le champignon s'associe aux visions, aux pouvoirs surnaturels, aux plaisirs charnels. Dans un rêve, en analogie avec ses propriétés et sa forme, un champignon souligne fréquemment à la personne qu'elle est victime d'une fausse impression, qu'un mauvais sentiment ou qu'un pressentiment lui « empoisonne la vie ». Ou que, pour des raisons inhérentes à sa psychologie profonde, en proie à des doutes, des inquiétudes engendrant un manque d'assurance, elle éprouve des difficultés à affirmer sa personnalité.

Chapeau

Le chapeau renvoie toujours à une supériorité quelconque, à un rôle majeur ou primordial joué par la personne qui en rêve. Selon sa forme, son usage ou ce qu'il représente, le chapeau détient une signification singulière. Le bonnet, le haut-de-forme, le képi, le canotier, la capeline, le béret, la casquette ou la mitre s'interprètent différemment. Par ailleurs, il faut aussi prendre en compte les racines étymologiques du mot, les mêmes que chapelle et chapelet, par exemple.

Dès lors, un rêve de chapeau peut très bien faire allusion au passé de la personne, le fait qu'elle ressasse ses angoisses, ses vieilles rancœurs ou ses idées obsessionnelles. « Elle travaille du chapeau », lui dit son rêve. Si elle en porte un, elle se tient pour responsable. Si elle le jette, elle se décharge de toute responsabilité ou bien elle se débarrasse de son passé. Mais, dans tous les cas, il s'agit d'un rêve plus subtil et complexe qu'il n'y paraît et qui doit incliner la personne concernée à réfléchir (voir aussi Casque, page 81 et Couronne, page 101).

Chasse

Dans un rêve de chasse, l'interprétation diffère selon que la personne joue le rôle de la prédatrice ou celui de la proie. Si elle chasse, elle aspire à satisfaire ses instincts et pulsions primaires, non maîtrisés, sans doute brimés et réprimés au moment où elle fait ce rêve. Ou bien elle poursuit un objectif ou une quête qu'il lui faut atteindre à tout prix. En revanche, si elle rêve qu'elle est chassée, traquée ou poursuivie, sans doute l'est-elle à l'état de veille par des angoisses, des problèmes, des situations complexes ou des difficultés matérielles, qu'elle ne réussit pas à surmonter ou dont elle ignore la cause ou l'origine. Il arrive parfois qu'un tel rêve exprime un désir rentré d'attirer l'attention sur soi à toute force, quitte à se sentir traquée ou prise au piège.

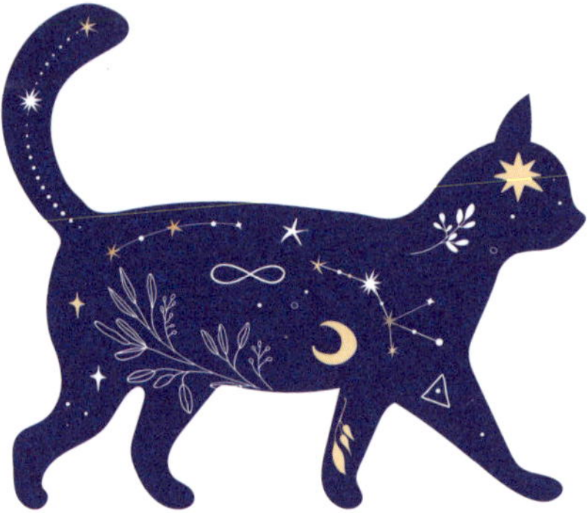

Chat

Associé à la Lune, incarnant symboliquement la féminité sauvage apprivoisée, indomptable et docile, imprévisible et réconfortante, changeante et immuable, le chat présent dans un rêve figure souvent une composante de la personnalité du rêveur en apparence assujetti, en réalité insoumise. Cela se vérifie en particulier si l'animal apparaît sous un jour simultanément séduisant et menaçant dans son rêve.

Bien que dans l'imagerie populaire le chat noir s'associe au malheur, notamment lorsqu'on le voit passer devant soi, ce même félin noir surgissant dans un rêve est plutôt un signe de ruse, d'insolence, d'esprit de révolte, voire de sensualité intense de la part du rêveur. Il arrive parfois qu'une horde de chats figure des ennemis qu'il méconnaît ou préfère ignorer, ou qu'un chat famélique ou agressif lui annonce une trahison.

Chaussures

S'il va de soi que les chaussures forment une paire, il arrive fréquemment que, dans son rêve, la personne ait égaré l'une d'elles ou qu'elle porte des souliers dépareillés. Un tel rêve souligne un déséquilibre psychologique, une déperdition d'énergie, un état de faiblesse.

À l'inverse, si elle porte une paire confortable, cela signifie qu'elle exerce une certaine maîtrise, qu'elle possède une belle force intérieure et beaucoup d'assurance.

Des chaussures trop étroites l'avertissent qu'elle ressent une gêne, un sentiment de trouble ou de confusion, ou encore un mal-être, un malaise profond.

Sabots, escarpins, bottes, sandales, à chaque forme de souliers convient une signification singulière qui correspond à la situation ou à la fonction qu'ils représentent. Il faut s'y conformer pour préciser l'interprétation de son rêve.

Chauve-souris

L'interprétation d'un rêve de chauve-souris présente de nombreuses analogies avec celles attribuées au douzième arcane majeur du tarot divinatoire, le Pendu, en raison de la position qu'adopte cet animal pour dormir le jour, suspendu par les pattes, la tête en bas : abandon, confiance, foi, lâcher-prise, détente, situation d'attente, période de répit ou de transition, réceptivité, sens du paradoxe, renversement des valeurs, don de soi, abnégation, repentir, mais aussi (et ceci est spécifique aux qualités de la chauve-souris) faculté de voir dans le noir et de contourner les obstacles.

Par ailleurs, elle figure parfois des pulsions sexuelles incontrôlées, des idées noires ou folles, obsédant la personne concernée au moment où une ou des chauve-souris apparaissent dans son rêve.

Cheval

La présence d'un cheval dans un rêve représente les forces psychiques, instinctives et pulsionnelles, aussi destructrices que créatrices et régénératrices. Jadis en effet, cet animal, en raison de sa nature fougueuse et impétueuse, s'apparentait aux grandes déesses de la Terre, symboles de fécondité.

Cependant, les interprétations découlant de la présence du cheval sont si nombreuses, variées, qu'il faudrait y consacrer un ouvrage entier, tant les symboles et les mythes universels s'y rattachant foisonnent. En résumé, il convient de souligner que le cheval s'associe aux quatre éléments fondamentaux : le Feu, la Terre, l'Air et l'Eau. Il peut représenter la foudre, l'éclair (voir Éclair, page 107), l'embrasement, l'incendie, l'enthousiasme, l'emballement. Son galop faisant trembler la terre, il avertit parfois d'une onde de choc déferlant dans la conscience ou la vie de la personne qui en rêve, d'un bouleversement.

Son arrivée soudaine, au galop, s'apparente aussi à la tempête, au cyclone, à l'ouragan, au raz-de-marée, aux phénomènes naturels dévastateurs pouvant signifier qu'un événement inattendu, brutal, imprévu, inévitable ou bouleversant, ou encore qu'un choc émotionnel va se produire dans la vie du rêveur. S'il se promène à cheval, il semble en harmonie avec ses instincts, tandis que s'il se fait désarçonner ou renverser par un cheval, il s'avère plutôt victime de ses instincts non maîtrisés.

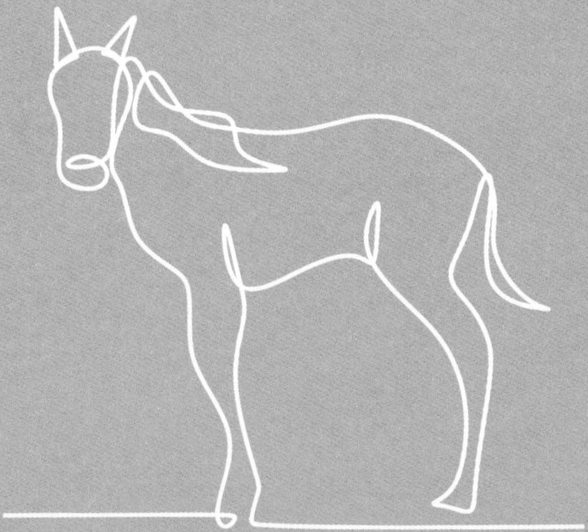

Cheveux

Porter de beaux cheveux longs dans un rêve constitue un signe de bonheur, de prospérité, d'amour. Mais si la personne rêve qu'elle se fait couper les cheveux, elle doit s'attendre à une faiblesse physique ou morale, une déception ou une trahison.

Des cheveux courts ou une calvitie révèlent une absence de protection ou une déficience de ses ressources énergétiques. Si la rêveuse se trouve dans un salon de coiffure ou en présence d'un coiffeur, c'est qu'elle a besoin de conseils, d'être rassurée (« se faire des cheveux blancs »), ou d'être réprimandée (« se faire tirer les cheveux »), de se conformer à une certaine discipline ou à des règles, d'apprivoiser son caractère, de mettre ses idées en ordre ou de les simplifier (« c'est tiré par les cheveux » ou « couper les cheveux en quatre »), de se calmer (« sentir ses cheveux se dresser sur la tête »).

Chèvre

Le caractère capricieux et imprévisible de la chèvre présentant des analogies avec les lois de la nature qui répondent à une logique sans rapport avec l'intellect ni la raison, mais avec l'instinct sauvage, ou *l'esprit de nature*, l'animal apparaît fréquemment dans les rêves lorsque la personne privilégie la raison au détriment de l'instinct, ce dernier prenant dès lors dans son rêve l'aspect d'une chèvre dont la présence souligne qu'elle doit compter avec l'imprévu, savoir réagir « contre toute attente » ou en faisant appel à ses qualités dites irrationnelles : intuitives, instinctives, primaires.

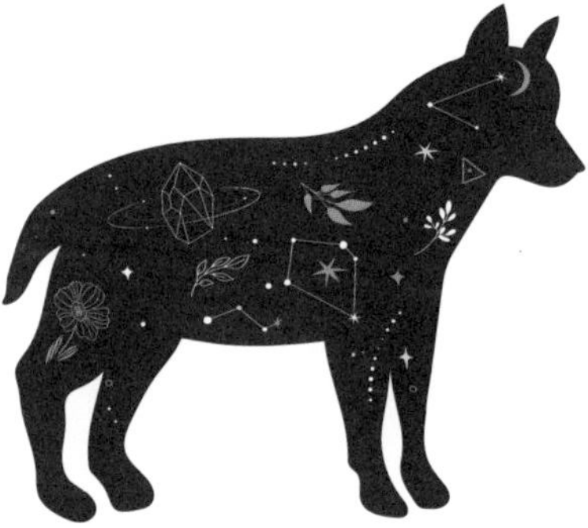

Chien

L'apparition d'un chien dans un rêve figure fréquemment le côté sombre, impur, indomptable, amoral de la personne, n'excluant pourtant pas son caractère fidèle et affectueux. Le chien symbolise aussi l'embrasement des passions dévastatrices, canicule et chien partageant les mêmes racines étymologiques. Ainsi, la présence d'un chien ou d'une chienne dans un rêve peut faire allusion à « un coup de chaud ou de chaleur », un état passionnel dans lequel se trouve ou va se trouver la personne. Le chien figure encore le cynisme, autre mot tenant son origine du grec *kuön*, chien, s'apparentant cette fois à des attitudes effrontées, dénuées de principes et de règles morales.

Un chien rôdant autour de la personne lui annonce qu'un fait nouveau, inconnu, positif ou négatif selon le cas, va surgir dans sa vie. Parfois, le chien de son rêve joue tout simplement le rôle d'un guide qu'elle peut suivre en toute confiance.

Chute

Aussi impressionnant ou angoissant soit-il, un rêve de chute libre dans un abîme ou un gouffre sans fond n'invite que très rarement le rêveur ou la rêveuse à en donner une interprétation négative. Le plus souvent, en effet, il constitue une réminiscence du vécu de sa naissance.

Si l'accouchement s'avère une épreuve physique pour la mère, il ne l'est pas moins pour le bébé brusquement expulsé du bien-être protecteur de la vie intra-utérine. Bien que nous ne nous souvenions plus de cette expérience vécue par chacun et chacune de nous, elle n'en demeure pas moins enfouie dans notre mémoire psychique et peut réapparaître dans nos rêves pour nous signifier que nous allons brusquement plonger dans une autre réalité, dans les profondeurs de notre être, pour vivre une espèce de renaissance. Le seul aspect négatif de ce rêve peut éventuellement se percevoir dans le fait que nous n'avons pas le choix. Nous devons *chuter* pour naître ou renaître.

Mais il faut relativiser cette connotation négative. Dans l'absolu, en effet, si notre psychisme peut nous confronter aux zones obscures de notre personnalité, au mal qu'aucun de nous ne peut éviter, il ne nous veut que du bien. Cette chute peut indiquer un choc à venir, d'ordre moral, affectif ou psychologique, mais qui se révélera salutaire, libérateur, favorisant une renaissance.

Ciel

De tout temps, le ciel a été le lieu privilégié des rêves, des fantasmes, des espoirs et des craintes des hommes et des femmes. Lorsqu'il joue un rôle de premier plan dans un rêve, il s'agit le plus souvent d'une révélation, d'une prise de conscience, d'identification ou d'individualisation concernant la personne. Si le ciel de son rêve est sombre, noir, menaçant, elle ne doit pas craindre une catastrophe ou un drame, mais se méfier d'elle-même, de ses idées sombres.

Si elle flotte dans l'espace, elle renoue avec des impressions et des sensations datant de sa vie intra-utérine, enfouies au plus profond de sa mémoire. Ou bien ce rêve signifie qu'elle se trouve en état ou en situation de flottement, d'incertitude, où tout peut arriver. Si elle se déplace dans l'espace dans un engin spatial, elle se sent sans doute environnée de dangers, ou bien elle aspire à s'évader d'une réalité oppressante, ou encore elle s'égare ou elle fuit la réalité.

Clef

À l'aide d'une clef, se déclenche le mécanisme d'une serrure ouvrant ou fermant une porte, un coffre, un tiroir. Son usage se rattache ainsi aux notions de mystère, de secret, de blocage, de fermeture, de mort aussi; ou bien d'ouverture, de clarification, de libération, de délivrance. Sa double signification apparaît souvent dans les rêves, soulignant le fait qu'il ne suffit pas de détenir une clef, encore faut-il savoir quel en usage en faire: ouvrir ou fermer la serrure?

La clef symbolise d'abord le choix, l'exercice de la volonté ou du libre arbitre dans l'acception moderne. Sachant que le signe dit *claviforme* (en forme de clef), datant du Paléolithique, représentait une silhouette de femme, la présence d'une clef dans un rêve peut encore faire allusion à la composante féminine de la personnalité. En particulier s'il s'agit d'un rêveur, pouvant l'aider à faire une découverte importante, à résoudre un problème ou à ouvrir une porte qu'il croyait à tout jamais fermée.

Cloche

Naguère, lorsque sonnaient les cloches, elles annonçaient une bonne ou une mauvaise nouvelle. Dès lors, s'y rattachent des croyances relatives au bonheur et au malheur. Selon la tonalité, les sons qu'elle produit dans un rêve, la cloche signale un événement heureux ou un drame à venir, ou s'étant déjà produit. Un tel rêve peut aussi faire allusion à l'expression populaire « se faire sonner les cloches », indiquant des reproches ou des remontrances. De même, le proverbe « Qui n'entend qu'une cloche n'entend qu'un son » illustre le fait que la personne qui rêve d'une cloche devrait peut-être éviter de se fier aux dires d'une seule personne, ou qu'elle se fait une fausse idée, qu'elle porte un jugement erroné, fondé sur une interprétation unilatérale d'une situation ou de la réalité.

Compas

Dans un rêve, en plus de faire allusion aux notions de mesure, de règle, de rectitude, d'exactitude, de limites précises et bien définies, de bornes à définir, à prescrire et à ne jamais dépasser, le compas peut aussi désigner un groupement d'individus, une assemblée de personnages jouant un rôle direct ou indirect dans la vie de la personne qui en rêve.

Par ailleurs, la présence d'un compas l'invite à exploiter son intelligence plus que toute autre ressource de sa personnalité, pour résoudre d'éventuels problèmes. Ce rêve l'encourage à se faire confiance, lui confirmant qu'elle « a le compas dans l'œil ». Il peut encore indiquer un projet à long terme qu'elle devra patiemment élaborer et réaliser.

Coquille et Coquillage

Lorsqu'une coquille ou un coquillage surgit dans un rêve, il annonce un fait nouveau dans la conscience ou la vie de la personne, une pensée qui ne lui est jamais venue à l'esprit, un sentiment jamais éprouvé par elle. De plus, la coquille et le coquillage partagent la même filiation allégorique avec l'âme. Dès lors, dans un rêve, leur présence possède une connotation spirituelle et psychique non négligeable. Elle prépare le rêveur à une prise de conscience, une découverte importante, une révélation. Ce rêve l'informe d'une gestation. En revanche, la coquille brisée et vide ou le coquillage ouvert et vacant peuvent révéler l'un et l'autre un projet avorté, un vœu non exaucé.

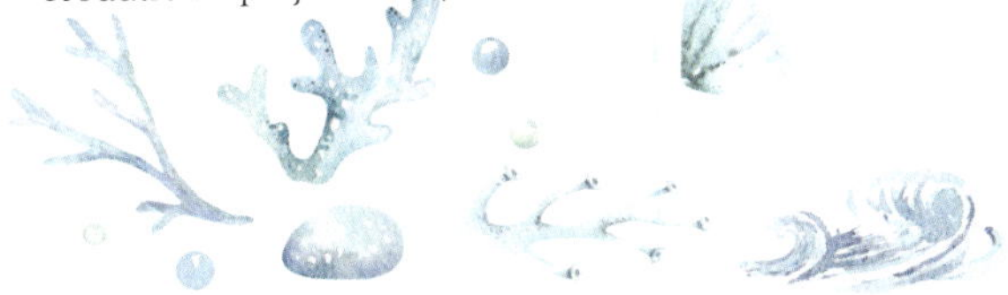

Cornes

Dans un rêve, l'apparition d'une corne confère toujours une connotation symbolique sexuelle – à la fois masculine et féminine – à l'interprétation que le rêveur peut en dégager. Toutefois, la licorne, animal féerique unicorne, bien que possédant un caractère féminin, n'en constitue pas moins un symbole phallique, tandis que les cornes du cerf renvoient à un symbole féminin.

En revanche, deux cornes indiquent un pouvoir, une puissance, un don, un talent. Les cornes du bélier, par exemple, font allusion au tempérament ardent, violent, guerrier de la personne, dont elle a ou non conscience.

Enfin, la corne figure parfois l'abondance, autrement dit la richesse infinie des éléments qui composent sa vie et sa personnalité consciente et inconsciente.

Couronne

En plus de lui donner un signe de victoire, de réussite obtenue grâce à ses mérites et à ses efforts, la couronne présente dans son rêve avertit la personne qu'elle peut ou doit avant tout régner sur elle-même.

Crapaud et Grenouille

En raison du caractère amphibie de cet animal et de sa capacité à vivre de longs mois sous terre sans boire ni manger, lorsqu'il apparaît dans un rêve, il révèle à la personne concernée que ses forces psychiques les plus sombres et les plus lumineuses procèdent du même principe, qu'elles se confondent. En effet, qu'elle soit en proie à des pensées sombres et négatives, ou à des idées lumineuses et positives, elle en demeure toujours l'actrice. Dès lors, la présence onirique du crapaud l'invite à ne rejeter aucune composante positive ou négative de sa personnalité.

L'apparition d'une grenouille dans un rêve met la personne en relation avec les couches les plus primitives et inexplorées de son être, d'où peut jaillir une vie nouvelle, un élément totalement inconnu, impensable en quelque sorte, mais d'où peut surgir aussi une prolifération d'idées, de pensées, de sentiments inconscients, susceptibles de la submerger.

Crocodile

Dans l'imagerie collective, la symbolique se rattachant au crocodile présente de nombreuses analogies avec celle du dragon. À l'instar du caméléon ou du lézard, il est une représentation des couches archaïques, mystérieuses de la personnalité, inaccessibles à la raison.

Son apparition onirique confronte fréquemment aux forces obscures, insondables, enfouies au plus profond de soi, remontant à la surface. Dans la réalité, ces forces obscures prennent souvent l'apparence d'émotions violentes, de pulsions sauvages, inhibées ou refoulées par la personne qui rêve d'un crocodile, menaçant de la submerger, de la pousser à des actes insensés si elle ne s'avise pas de composer avec elles.

La fascination qu'exercent les dinosaures, lointains ancêtres du crocodile, sur l'imagination populaire souligne à quel point ces forces obscures et primitives couvent au fond de nous, et rôdent à notre insu. Tout se passe comme si la mémoire collective se souvenait parfaitement du pouvoir à la fois créateur et destructeur de telles forces. Sobek, le dieu crocodile, créateur du monde, selon les Égyptiens de l'Antiquité, s'avérait également le destructeur du monde.

Croix

Avant de devenir le signe de reconnaissance des chrétiens, la croix fut sans doute l'un des premiers symboles magiques et mystiques universels utilisés pour représenter une orientation dans l'espace. Il figurait également la réunion ou le lien unissant deux fois deux points, deux mondes ou deux forces, opposés et croisés : le haut et le bas, le ciel et l'enfer, la droite et la gauche, le bien et le mal. Ce croisement des éléments célestes et terrestres, invisibles et visibles, divins et humains engendre une union, un accomplissement pouvant se produire à tout instant en chaque individu si celui-ci s'identifie et s'intègre à la croix, au point de rencontre des énergies verticales et horizontales.

La présence d'une croix ou d'un élément en forme de croix, dans un rêve, fait allusion à cette union des contraires que le rêveur peut opérer en lui. La croix rêvée figure aussi la croisée des chemins, le point de rencontre, le carrefour, autrement dit un choix, un tournant dans la vie, mais aussi une manifestation de la destinée. En effet, le carrefour s'entend comme un lieu où se croisent quatre chemins, un lieu magique, un centre (voir Centre, page 83), un passage, une porte (voir Porte, page 143), un seuil. Lorsqu'une croix joue un rôle important dans son rêve, la personne concernée peut se croire à la croisée des chemins, à un carrefour de sa vie.

Danse

D'un point de vue symbolique, la danse peut s'appréhender tel un acte d'amour érotique suprême, l'union de l'homme et de la femme figurant celle du Ciel et de la Terre, la grande fusion cosmique. Si la personne danse dans son rêve, elle se trouve inconsciemment dans une espèce de nécessité vitale d'exprimer et de manifester sa nature instinctive primordiale, aspirant de tout son être à une fusion plus parfaite avec son environnement, à une communion avec les autres. En effet, d'un point de vue symbolique toujours, l'acte de danser permet de s'accorder aux rythmes de la vie, et même aux tournoiements des astres et des atomes. En dansant avec une autre personne, le rêveur exprime son désir d'union avec l'autre, d'éliminer les tensions et les antagonismes. Tout rêve de danse implique une soif d'harmonie et de perfection.

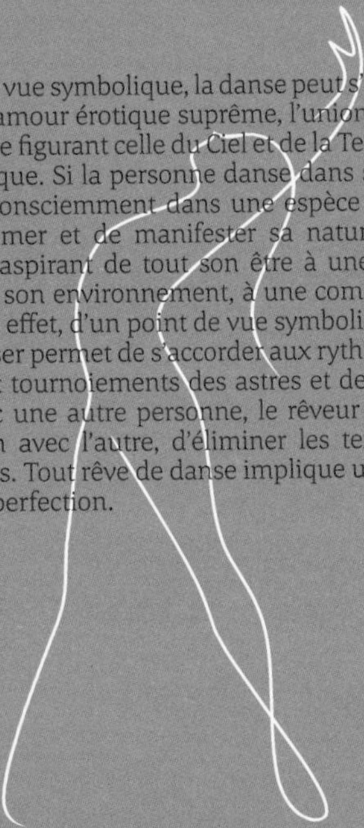

Dents

Perdre ses dents, rêve parmi les plus fréquents, coïncide souvent avec une perte de vitalité, un manque de tonus, d'autodéfense ou d'agressivité. Une défaillance de son système immunitaire s'associe à la perte des dents de la mâchoire supérieure. Un manque de volonté ou d'agressivité s'impose à l'attention de la personne qui fait ce rêve quand les dents de sa mâchoire inférieure tombent. Ce dernier rêve peut aussi indiquer une dépression passagère, un sentiment de culpabilité, ou un complexe d'infériorité.

Selon de plus anciennes traditions oniromanciennes, égyptiennes notamment, perdre une dent indiquerait la disparition prochaine d'une personne chère, tandis que perdre toutes ses dents annoncerait la probabilité de survivre à toutes les personnes présentes dans la vie de la personne concernée au moment où elle fait ce rêve.

Il faut noter que toutes ces interprétations concernent exclusivement une dentition saine.

En revanche, perdre ou se faire extraire une dent gâtée est un signe de libération, de soulagement. Une dent trop grosse qui tombe spontanément annonce parfois une naissance, une création. Se faire extraire cette dent indique que la naissance ou la création en question se produira, que la personne le veuille ou non. Enfin, lorsqu'elle s'en fait ôter une saine, elle devra probablement faire un sacrifice nécessaire, inévitable.

Désert

Marcher seule, dans le désert, ne fait souvent que confirmer à la personne qui fait ce rêve qu'elle traverse une période difficile, pénible de sa vie, au cours de laquelle elle ne peut compter que sur elle-même, sur ses seules ressources. Ce rêve détient parfois une signification plus riche et profonde, lui révélant, dès lors, qu'elle aspire à se débarrasser de tout ce qui l'encombre et la détourne d'elle-même. Elle ressent le besoin de faire le vide. Parfois, la vision d'un désert reflète tout simplement une impression de vide affectif, d'absence d'émotions ou de sentiments. D'autre fois encore, elle confirme certaines intuitions, ou une vérité qui l'angoisse, ou dont elle refuse de prendre conscience : dans l'absolu, tout être humain est seul.

Échelle

Un rêve d'échelle contient une grande portée symbolique qu'il convient de recevoir tel un avertissement. Ce dernier prévient que les énergies vitales et primordiales, montantes et descendantes, doivent toujours circuler librement. En elles se trouvent le pouvoir de régénération et toutes les perspectives d'élévation spirituelle.

Si l'échelle repose contre un mur, en franchissant un obstacle, en bravant une difficulté, en se soumettant à une épreuve, la personne concernée grandira, mûrira, ou tirera de nombreux avantages de cette expérience. Si l'échelle repose au sol, elle semble prisonnière d'un esprit réducteur qui lui interdit toute possibilité d'évolution et d'ascension. Elle doit s'efforcer de redresser l'échelle de ses valeurs.

Éclair et Nuage

Les rêves d'orage ou d'éclairs zébrant le ciel sont fréquents chez la femme enceinte, notamment si elle se trouve au début de sa grossesse sans le savoir, ou sur le point d'accoucher. L'éclair, donnant aussi l'impression qu'une brèche s'ouvre dans le ciel obscurci de nuages, peut annoncer au rêveur une issue probable à une situation inextricable, ou un bouleversement dans sa conscience, ses convictions, ses croyances peut-être.

Un ciel chargé de lourds nuages noirs invite la personne à aborder son interprétation sous l'angle d'une crise, d'un bouleversement, suivi d'un soulagement, à l'instar de l'orage éclatant et libérant toutes les tensions accumulées dans l'atmosphère.

Parfois, le nuage évoque plus simplement une certaine légèreté, l'aspect aérien, éthéré, irréaliste ou irrationnel du caractère de la personne. Si elle regarde nonchalamment passer des nuages dans le ciel de son rêve, ou si elle fixe l'un d'entre eux, elle « est dans les nuages », ou elle croit « vivre sur un petit nuage ». Dans le premier cas de figure, elle manque d'attention, de concentration, son esprit s'évade ou fuit la réalité. Dans le second, elle éprouve un grand bonheur, une joie profonde, engendrant chez elle une sorte de détachement ou de distanciation de la réalité. Il arrive parfois que ce dernier rêve surgisse à un moment où elle se trouve confrontée à de graves difficultés. Dès lors, la sensation de « vivre sur un petit nuage » l'invite à relativiser sa situation, à la dédramatiser surtout.

Éléphant

À l'instar du cheval, l'éléphant présent dans un rêve figure les forces instinctives primaires, animales, à la fois créatrices et destructrices, intervenant quoi qu'il en soit dans l'évolution de la personne qui en rêve, à condition qu'elle ne les refoule pas.

Dès lors, l'éléphant rêvé symbolise à la perfection les qualités de lucidité, de sang-froid et de force tranquille, côtoyant celles d'un caractère puissant et passionné. Mais, d'autre part, l'éléphant fait parfois allusion à la mémoire du rêveur, ou plus exactement à son caractère rancunier.

L'éléphanteau souligne l'aspect infantile ou immature de telles qualités, tandis qu'un troupeau de pachydermes annonce un éventuel ou probable déferlement de poussées instinctives pulsionnelles irrépressibles trop longtemps brimées.

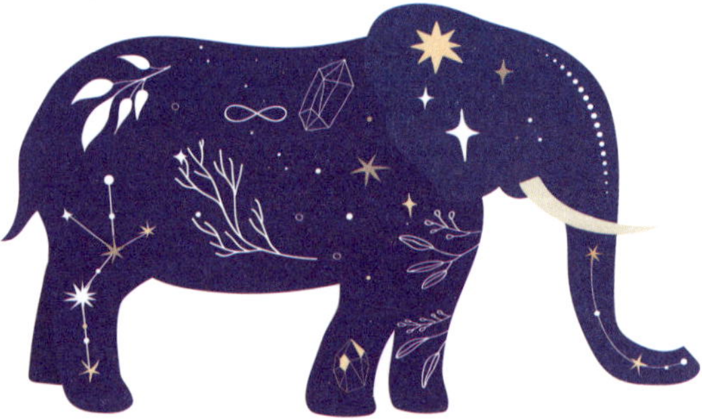

Enfant

Un enfant jouant un rôle majeur dans un rêve confronte fréquemment la personne à l'enfant qui est en elle. Selon le comportement qu'adopte cet enfant, elle pourra estimer si la composante enfantine de sa personnalité semble heureuse ou malheureuse, bien intégrée ou rejetée. Par exemple, si l'enfant apparaît sous un jour agressif, méchant, chicanier, ou capricieux, elle devra s'interroger sur de telles attitudes qu'elle adopte sans doute inconsciemment à l'état de veille, résultant de sa composante enfantine mal intégrée dans sa personnalité. Deux enfants présents dans son rêve peuvent souligner sa nostalgie des relations complices et insouciantes de l'enfance. Parfois, lorsque l'un de ses propres enfants y apparaît, elle doit s'interroger sur la nature de sa relation avec sa fille ou son fils, selon le cas, qui s'avère sûrement trop fusionnelle ou conflictuelle.

Étoiles

Nos très lointains ancêtres croyaient voir les âmes de leurs parents défunts en observant les étoiles scintiller dans le ciel nocturne. L'intensité lumineuse d'une étoile se trouvait ainsi proportionnelle à la grandeur d'âme du défunt. S'inspirant de cette très ancienne croyance, de nombreuses cosmologies ont été constituées en considérant les constellations comme autant de groupes d'esprits célestes, chaque étoile figurant un esprit à part entière, un dieu, un ange ou un génie, l'un des nombreux gardiens du ciel, du monde et de toutes les formes de vie. À ces croyances ancestrales, se rattache le mythe de l'étoile guidant et protégeant tout être humain vivant sur Terre.

Dès lors, la personne qui rêve d'un ciel étoilé se trouve en présence de son besoin de tourner son regard vers son passé, ses origines, plus que de sa volonté de scruter son avenir. Ce rêve révèle une nostalgie plutôt qu'une angoisse. Une étoile unique, ou brillant plus que les autres peut lui signifier qu'elle aspire à trouver un guide ou qu'un fait nouveau va surgir dans sa vie.

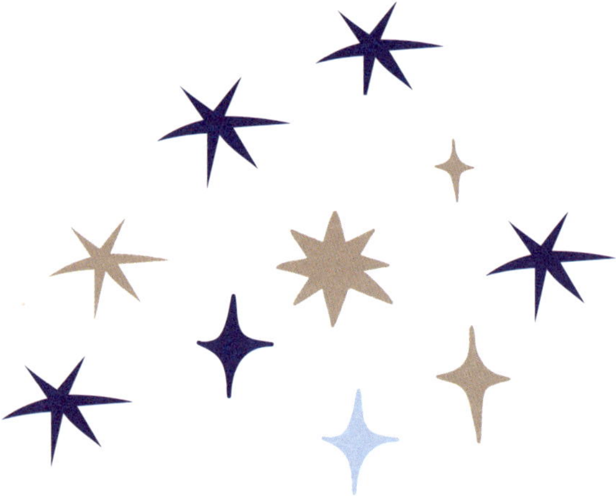

Extraterrestres

Une invasion d'extraterrestres dans un rêve coïncide fréquemment avec la manifestation d'un élément apparemment étranger, surgissant dans la vie ou la conscience de la personne qui fait ce rêve, en réalité familier, mais qu'elle ignorait ou dont elle refusait de prendre en considération. Un tel rêve contient un message important, en cela qu'il peut l'aider à se familiariser avec des caractéristiques de sa personnalité qu'elle percevait à tort étrangères.

Fête

Célébrer une fête dans un rêve coïncide avec un sentiment de joie, de communion, de triomphe, de succès, de réussite, éprouvé par la personne concernée. Il peut aussi indiquer une prise de conscience, l'avènement d'un renouveau, la fin de cycle ou d'une situation, ou une étape importante qu'elle franchit.

Fleurs

Présentes dans un rêve, les fleurs figurent les pensées, les sentiments, les émotions, les désirs, les aspirations, les souhaits de la personne qui en rêve. À chaque espèce, on attribue une symbolique et un langage qui lui est propre. Par conséquent, pour comprendre ce que signifie l'apparition de telle(s) ou telle(s) fleur(s) dans vos rêves, recherchez leurs significations dans des dictionnaires des symboles.

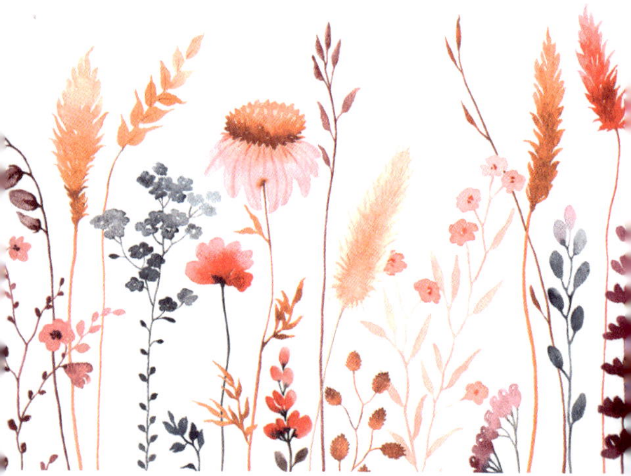

Fleuve

Assise au bord du fleuve dans son rêve, la personne ne fait qu'observer le temps qui passe, tandis que si elle le traverse à la nage, elle s'apprête à franchir un cap, peut-être à changer de mode de vie ou d'état d'esprit. Si elle nage en suivant son cours, elle fait preuve de sagesse en se laissant porter par le fil du temps, des événements de sa vie, ou en s'abandonnant à son destin. Ou alors elle est peut-être encline au laisser-aller, au fatalisme.

Si elle nage à contre-courant, dans des eaux plus ou moins tumultueuses, elle fait ou fera preuve de témérité ou de présomption. Mais ce rêve peut aussi révéler une prise de conscience, la nécessité de résister à des courants destructeurs pouvant conduire à une chute.

Fourmi

L'apparition d'une fourmi peut signifier au rêveur qu'il se trouve dans une situation d'isolement. Une fourmilière présente dans son rêve figure souvent son mental très organisé, en apparence sain et équilibré, mais qui n'en est pas moins l'expression d'un esprit si logique, si cohérent, fixé sur un but unique et précis, qu'il s'interdit toute perspective d'évolution, d'ouverture au monde et à la vie. De fait, les fourmis soulignent son attachement trop vif à la vie matérielle et aux biens de ce monde, frustrant la sensibilité et l'imagination.

Fraise et Framboise

On ne peut dissocier la fraise de la framboise, qui, en plus de posséder les mêmes racines étymologiques, ont en commun de nombreuses vertus et qualités. D'aspect, de forme, de consistance, elles se ressemblent. La fraise et la framboise ont un goût d'enfance, de douceur, de tendresse, dans un rêve, comme dans la vie réelle.

Cependant, il arrive parfois qu'un rêve de fraise fasse allusion à l'expression populaire « ramener sa fraise », relativement récente, puisqu'elle date de 1920, et qu'elle s'inspire de l'argot *fraise* s'employant pour désigner un visage. Dès lors, l'expression métaphorique et argotique précédemment citée signifie venir, arriver, se montrer, apparaître, mais aussi par extension, prendre la parole ou position, s'interposer ou s'imposer.

Par conséquent, en rêvant d'une fraise, la personne exprime peut-être son besoin de prendre position, de s'imposer plus à l'attention d'autrui. Enfin, comme tous les autres fruits, les fraises et les framboises figurent, de manière onirique, parfois les richesses de la Terre, la fécondité et la fertilité.

Géant

En dehors du fait que le mythe du géant possède un caractère primitif en relation avec la mère nature généreuse, prodigue, mais dont les éléments peuvent se révéler d'une redoutable et irrésistible violence, la présence d'un géant dans son rêve doit attirer l'attention de la personne sur un complexe de supériorité qu'elle nourrit, l'orgueil ou l'arrogance dont elle fait preuve. Il l'avertit d'une exagération, dont les faits et gestes du géant peuvent lui fournir des indications plus précises. Tout se passe comme si une composante de sa personnalité qu'elle a laissée grandir démesurément agissait, commandait, dirigeait sa volonté à son insu.

Guerre

Si la personne apprend, découvre, ou entend dire, dans son rêve, qu'une guerre est sur le point d'être déclarée, ou qu'elle éclate, ce rêve l'informe que son équilibre psychique, psychologique ou physiologique est menacé. Si le déroulement se produit dans un climat de guerre, ou s'il se trouve sur un champ de bataille, elle traverse sûrement une période difficile, chaotique, dans sa vie intime, où tout peut arriver, se sentant entraînée dans un tourbillon d'événements qui la dépassent et l'angoissent.

Hache

La présence d'une hache dans un rêve fait souvent allusion à une cassure, une rupture nécessaire. Le rythme lancinant et répétitif de la cognée peut aussi révéler un fait ou un événement qui va se produire, et que des signes avant-coureurs, toujours les mêmes, annoncent, mais sur lesquels le rêveur n'a pas encore suffisamment fixé son attention.

Hérisson

Sa présence peut signaler des attitudes méfiantes, une aptitude à la colère et à l'emportement chez la personne qui en rêve, un penchant à « se mettre en boule » ou « avoir le poil qui se hérisse ». Par ailleurs, ce rêve l'avertit parfois de bien regarder où elle met les pieds, au sens propre comme au sens figuré. En effet, non seulement marcher malencontreusement sur un hérisson peut s'avérer douloureux mais, de plus, sa réputation de chasseur de serpents peut signifier que, là où se trouve un hérisson, il peut y avoir des serpents (voir Serpent, page 146).

Huile

À l'huile se rattache un symbole de pureté, de douceur, de clarté et de prospérité qui prend tout son sens lorsqu'elle apparaît, sous une forme ou une autre, dans un rêve. Par ailleurs, selon d'antiques traditions, les princes et les rois étaient oints pour marquer leur souveraineté ou leur puissance divine. De ce fait, en prenant un bain d'huile, en touchant de l'huile ou en s'en frottant le corps, la personne qui fait un tel rêve reçoit un gage de bonheur, de protection ou d'honneur.

Île

L'île surgissant du fond des mers subitement, au cours d'un cataclysme marin, et disparaissant de la même manière, instantanément engloutie par les flots, se rattache symboliquement à la vie donnée et reprise, à la naissance et à la mort. L'île centre ou nombril du monde, refuge et protection, l'île paradisiaque ou maudite, terre inconnue, accueillante ou hostile, voilà tout ce qu'évoque son apparition dans un rêve. Mais le plus souvent, elle figure ce lieu situé au centre de la personne qui en rêve, où elle peut trouver la paix, l'harmonie, l'accord parfait avec elle-même.

Jambes

Elles symbolisent la marche en avant, le progrès, l'évolution, mais aussi l'autonomie chaque fois que l'on se voit marcher ou courir librement dans un rêve. En revanche, se retrouver les jambes immobilisées ou paralysées annonce fréquemment une épreuve à venir pour le rêveur, un brusque arrêt dans son évolution, le fait qu'il va être stoppé net dans son élan ou sa marche en avant.

Jardin

Le jardin dans les allées duquel on se promène, figure récurrente du Paradis perdu souvent fréquente dans nos rêves, aussi merveilleux, enchanteur, extraordinaire soit-il, n'en possède pas moins un caractère de leurre. Il constitue un piège que la personne qui fait ce rêve se tend à elle-même, ou plus exactement un endroit piégé où elle ne doit surtout pas se fixer au risque d'en être chassée. Il s'agit souvent d'un rêve de négligence, ou de dangereuse insouciance.

Jaune

Associée aux forces de la lumière et des ténèbres, symbole de vérité et de mensonge ou de trahison, dans l'Antiquité, la couleur jaune était choisie en signe de victoire, de triomphe, de joie, de bonheur, de fidélité, de sincérité, d'honnêteté. Ou bien elle désignait la tromperie, la fourberie, l'adultère, les faux-semblants. Par son analogie évidente avec l'or (voir Or, page 137), et en raison des mauvais sentiments que ce métal précieux génère, le jaune se rattache aussi à la discorde, la désunion, l'avidité, l'avarice.

En d'autres termes, le jaune possède un aspect très positif et un caractère obscur. Pour savoir lequel des deux doit retenir l'attention de la personne qui rêve de cette couleur, elle doit définir quel rôle elle jouait dans son rêve, ou en interpréter sa signification selon l'objet, la fleur, l'animal…, portant cette couleur dans son rêve.

Jeu

Le jeu vivifie l'esprit. Pas le jeu de hasard, mais celui qui fait appel à l'imagination, l'inspiration, l'intuition, la réflexion ou la volonté. Dès lors, participer à un jeu constitue une espèce de rappel à l'ordre invitant la personne qui fait ce rêve à s'impliquer plus fortement dans ses actes et l'exercice de sa volonté, à ne plus jouer sa vie, ou à ne plus jouer avec la vie, mais à la vivre. Le fait de gagner ou de perdre au jeu, dans un rêve, relève souvent d'un contresens, sachant que, dans l'absolu, tout gain entraîne une perte, et inversement.

Jeunesse

Le fait de se retrouver beaucoup plus jeune que dans la réalité est un rêve très fréquent, comme si notre psyché connaissait, et ce depuis toujours, la recette de l'élixir de l'éternelle jeunesse. Cependant, si le rêveur se revoit dix, vingt, trente ans en arrière ou plus, entouré de personnes présentes dans sa vie actuelle, il peut croire que ce rêve le renvoie à son état d'esprit, ou à son comportement inchangé, figé, répétitif. Quel que soit son âge, il est restée le même, lui dit son rêve.

Joie

Se sentir joyeux, ou éprouver un profond sentiment de joie ne reposant sur aucun fait précis, et se réveiller en proie à une espèce de ravissement intérieur, mêlé à de la nostalgie ou du désespoir signifie que la personne qui fait un tel rêve est entrée en relation avec le noyau le plus pur, inaltérable, inaccessible à l'état conscient, de son être, d'où remontent parfois des vagues émotionnelles incontrôlables. Ce rêve constitue une sorte de purge de l'âme, un état de grâce ou extatique indicible, très intime, auquel elle peut s'abandonner en toute confiance.

Labyrinthe

Le labyrinthe est un parcours initiatique. On y entre par une porte pour y résoudre une énigme, y trouver un objet ou y accomplir une mission. Souvent, on en ressort par la même porte, non sans parcourir un cheminement tortueux, constitué de couloirs et de chambres parfois sans issue. Dès lors, la symbolique se rattachant au labyrinthe présente de nombreuses analogies avec la gestation, la vie intra-utérine ou l'ordre surgissant du chaos, la lutte pour la vie, et la résistance aux forces destructrices, la victoire de la vie sur la mort. Quelle que soit la forme ou l'apparence qu'adopte le labyrinthe, le rêveur est plongé dans cet univers symbolique. Si, dans son rêve toujours, il se perd dans un tel espace, ou s'en retrouve prisonnier, sans doute s'égare-t-il ou se paralyse-t-il lui-même dans le dédale de ses pensées.

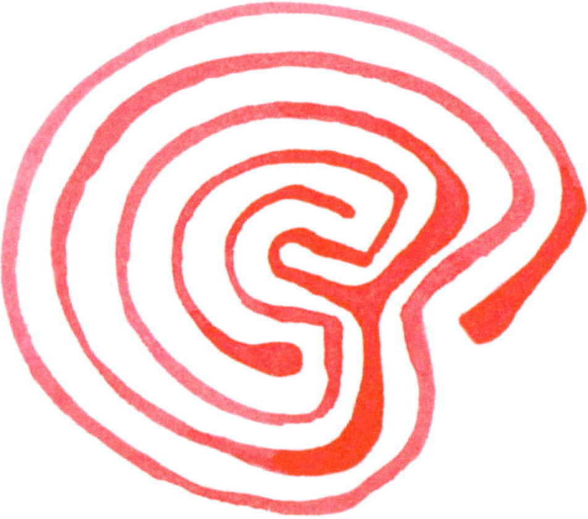

Lac

Un lac au bord duquel la personne se promène dans son rêve, ou dont elle contemple la surface claire et calme, peut se révéler un signe de complaisance et d'autosatisfaction de sa part. En revanche, si les eaux semblent tourmentées par des vagues ou des courants, elle se trouve sûrement en proie à une inquiétude intérieure, à des remous émotionnels susceptibles de remonter à la surface et d'engendrer une crise ou une prise de conscience nécessaire. Enfin, observer ou admirer le reflet d'un astre, d'un arbre, d'un animal, ou de son propre visage dans l'eau limpide d'un lac revient à vivre dans l'illusion.

Lait

L'apparition du lait dans un rêve fait allusion à la pureté, la sincérité, la vérité dépouillée de tout artifice et sans ambiguïté. Le lait figure la joie et le bonheur de la mère, et de l'enfant innocent et insouciant. Symbole d'abondance, de plénitude, il renvoie le rêveur à cette source intarissable qu'il possède en lui à laquelle il peut s'abreuver éternellement.

Lampe

Pour découvrir la signification de la présence d'une lampe dans un rêve, on doit distinguer s'il s'agit d'une lampe ancienne, pourvue d'une mèche et d'une flamme, ou d'une lampe moderne s'allumant et s'éteignant à volonté à l'aide d'un interrupteur. En effet, la première fait souvent allusion à une présence indicible, immanente, éternelle, immortelle, à l'âme, à l'esprit, au guide intérieur, tandis que la seconde est en relation avec la lumière qui jaillit, à l'étincelle de vie, à la révélation, à la prise de conscience.

Lézard

Le lézard partageant des significations symboliques avec le crocodile et le serpent (voir Crocodile, page 102 et Serpent, page 146), le dinosaure et le dragon, il attire l'attention de la personne qui en rêve sur les forces sauvages, indomptables, imprévisibles, créatrices et destructrices à la fois, de la mère nature, venues du fond des âges, et enfouies dans son psychisme.

Et, puisqu'elles apparaissent sous l'aspect d'un lézard dans son rêve, leurs puissances s'en trouvent diminuées, inoffensives, ou alors sur le point de s'imposer en elle, petites, d'abord, envahissantes, ensuite, si elle n'y prend garde.

D'autre part, selon les croyances et les légendes se rattachant à ce petit animal perçu comme l'emblème du bonheur et du bien-être du foyer, le lézard attire l'attention du rêveur sur de telles aspirations inconscientes, notamment si, à l'état de veille, il affiche un esprit anticonformiste, ou son refus de fonder une famille.

Enfin, le fait de lézarder n'indique pas une dynamique psychique très active ou féconde, ni une vie bien remplie. Tandis que découvrir ou trouver un tel animal dans un endroit inattendu peut signifier à la personne qui fait ce rêve qu'elle ignore un problème ou néglige de s'en préoccuper comme elle le devrait.

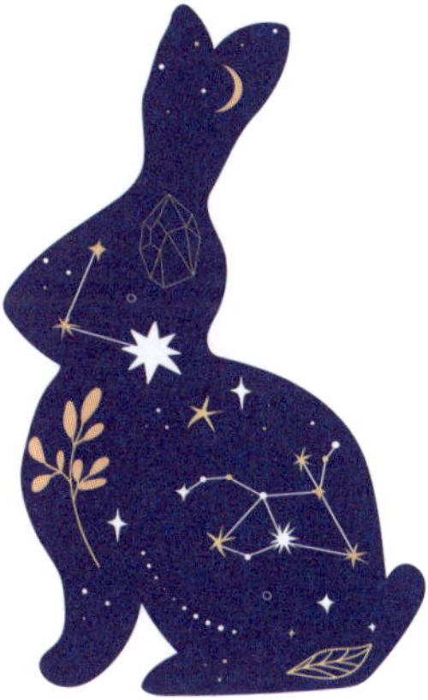

Lièvre et Lapin

Nos ancêtres associaient le lapin aux oreilles courtes à la luxure ; le lièvre se rattachait à la course, la vitesse, la rapidité. Cette nuance a son importance selon qu'un lapin, que plusieurs lapereaux ou qu'un lièvre apparaît dans un rêve, car leurs significations diffèrent.

Un lapin jouant un rôle important, ou des lapins présents dans un rêve révèlent une espèce de débordement de ce que les psychanalystes nomment la libido (l'expression populaire « chaud lapin » date du début du xxe siècle) ou une prolifération des fantasmes, des idées, des émotions, des angoisses.

Sa présence dans un rêve peut aussi faire allusion « au coup du lapin », c'est-à-dire au coup reçu derrière la tête, annonçant ainsi un probable choc moral ou psychologique pour la personne qui en rêve, ou à l'expression populaire « poser un lapin » signifiant ici, pour une raison ou une autre, que quelqu'un ou quelque chose qu'elle attend ne sera pas au rendez-vous.

Tandis qu'un lièvre met la personne qui en rêve en relation avec son dynamisme, son habileté cérébrale et manuelle – il existe un lien entre les mains et le cerveau qui se perçoit notamment dans les verbes prendre, apprendre et comprendre –, ses réflexes intellectuels favorisant la réflexion, son flair psychologique. Toutefois, sa réputation d'animal de mauvais augure remontant à l'époque médiévale sous-tend que son apparition onirique peut signifier au rêveur qu'il est sur le point de « lever un lièvre », autrement dit faire une malencontreuse découverte ou d'apprendre une nouvelle décevante.

Lit

Il s'agit évidemment du meuble dans lequel on se repose, on dort et on se régénère durant son sommeil. Il peut encore s'agir de l'endroit où l'on naît et de celui où l'on meurt, ou de la couche nuptiale. Dans tous les cas, le corps – notre partie animale avec ses instincts, ses pulsions et toutes ses fonctions organiques que nous ne contrôlons pas consciemment – trouve un sommeil réparateur et se ressource dans un lit. Tous ces facteurs doivent être pris en considération lorsqu'un lit apparaît dans un rêve.

Livre

Livre et libre partagent une étymologie et une origine communes dans le latin *liber*. Dès lors, présent dans un rêve, le livre contient un message symbolique renouant avec le concept originel de cet objet, dont le contenu peut aider l'être humain à s'affranchir de ses servitudes, se libérer de son ignorance. Pour la personne qui rêve d'un livre, il s'agit d'une prise de conscience, d'une découverte, d'une révélation, d'une délivrance. En prenant connaissance de son contenu, elle lit en elle-même, elle apprend à mieux se connaître, ou elle tourne une page de sa vie.

Loup

Féroce, vorace, cruel, rusé, charognard à l'occasion, vecteur involontaire de la rage et de la peste, s'attaquant aux enfants et aux femmes plutôt qu'aux hommes, le loup n'apparaît pas sous les traits d'un animal sympathique dans la conscience collective imprégnée de la peur du loup.

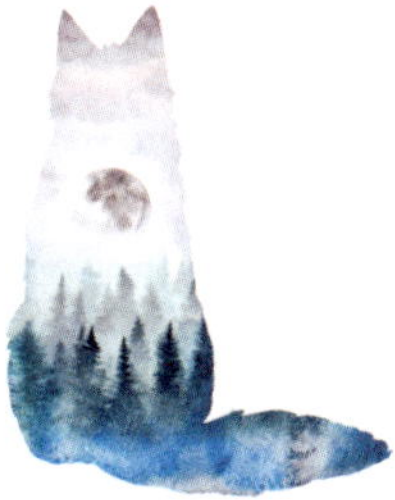

Sa présence indique parfois à la personne qui en rêve qu'elle encourt le risque de « tomber dans la gueule du loup », autrement dit dans un piège qu'elle se tend à elle-même, ou qu'une tierce lui personne prépare. Ou bien elle révèle un « froid de loup » ou froid extrême figeant tout en elle, la paralysant ou la rendant indifférente. Ou, enfin, elle fait allusion à l'expression en usage courant de nos jours « il y a un loup », signifiant qu'il existe un problème caché.

Lumière

Lorsqu'une lumière joue un rôle important dans un rêve, pour en dégager une interprétation, on doit distinguer la lumière électrique de la naturelle. La lumière du Soleil indique une clarification nécessaire, une prise de conscience, ou un aveuglement dont le rêveur se rend victime. La lumière électrique le met en relation avec les énergies le reliant à la vie qui, à tout instant, peuvent s'interrompre.

Une lumière n'émanant d'aucune source extérieure, surnaturelle en quelque sorte, peut augurer d'un événement heureux, d'une joie profonde, d'un bonheur indicible, un ravissement indescriptible éprouvé par la personne qui en rêve, compensant peut-être une période difficile ou douloureuse de sa vie. Enfin, une lumière étrange conférant au rêve une atmosphère très particulière devrait attirer son attention sur la notion d'année-lumière, c'est-à-dire sur le fait que les événements ou circonstances de son rêve semblent très éloignés de ses préoccupations, à tort ou à raison.

Mains et Doigts

Un rêve au cours duquel la personne a les mains sales, attachées, blessées ou coupées l'invite à réfléchir sur la nature de ses idées, pensées, sentiments, inspirations et aspirations. Lorsque ses mains jouent un rôle important dans son rêve, elle doit ainsi tenir compte, selon le cas et la nature de son rêve, du fait qu'elle « parle avec les mains », qu'elle « joint le geste à la parole », qu'elle « met la main à la pâte » ou qu'elle « n'y va pas de main morte », par exemple.

Par ailleurs, chaque doigt de la main offre une interprétation symbolique singulière. L'auriculaire est en relation avec l'intelligence et l'inspiration. L'expression populaire « mon petit doigt me l'a dit » illustre parfaitement bien son rôle de guide inspiré et intérieur ou intime. L'annulaire, le doigt portant l'anneau, comme son nom l'indique, symbolise l'accord, l'alliance, l'union. Le médius, situé au milieu, figure la sagesse acquise avec l'âge ou dans l'épreuve. L'index, montrant ou indiquant, insiste sur la destinée, la voie à suivre. Il montre le chemin. Enfin le pouce représente les motivations, les émotions, la sensualité.

Maison

Lorsqu'une maison joue un rôle important dans un rêve, elle constitue souvent pour la personne une représentation symbolique de la grande mère nature, de l'esprit maternel, du noyau familial parental, ou de la structure de son univers intérieur en lequel elle se réfugie volontiers, ou parfois de son propre corps.

La maison de son rêve peut aussi figurer ses constructions mentales, ses vues de l'esprit, une représentation du monde tel qu'elle le perçoit, non tel qu'il est. Toutefois, un tel rêve offre des richesses d'interprétations sans nombre, selon que le rêveur se trouve à l'extérieur ou à l'intérieur de la maison, la forme, la structure, imagine la situation de cette dernière, ou la pièce qu'il occupe dans son rêve, ou ce qu'il y fait. La chambre à coucher, par exemple, concerne sa vie intime, affective, amoureuse.

Mariage

En dehors du fait qu'un rêve de mariage peut indiquer une simple compensation d'un désir secret, d'une soif de fusion, d'union, d'harmonie et de paix retrouvées, il peut aussi témoigner d'une aspiration beaucoup plus profonde de l'âme de la personne qui en rêve, d'un accord parfait avec elle-même.

Par ailleurs, un homme rêvant qu'il se marie avec une femme encore inconnue le met en relation avec la composante féminine de sa personnalité. *Idem* pour une femme rêvant qu'elle épouse un homme inconnu et qui se trouve ainsi en rapport avec la composante masculine de sa personnalité.

Marionnettes

Manipulées à la main ou par des ficelles, les marionnettes ne sont ni autonomes ni réelles. Mais, à l'instar du personnage de Pinocchio – ce pantin de bois qui finit par acquérir une vie propre, un corps et une âme de petit garçon –, les marionnettes figurent encore, d'un point de vue symbolique, des êtres humains créés de la main des dieux à partir de la tourbe de la terre.

Dans un rêve, ce théâtre d'ombres et ce jeu d'illusions propres aux relations humaines, cette manipulation, c'est-à-dire ce penchant inhérent à l'individu à vivre sous influence, victime de principes, de conventions, d'idées reçues et de lieux communs qui ne lui appartiennent pas, ou de ses propres réflexes comportementaux, doivent retenir toute l'attention de la personne qui rêve de marionnettes.

Masques

Lorsque, dans son rêve, la personne porte un masque, ou se trouve en présence d'une personne masquée, dans son interprétation, elle doit différencier le masque mortuaire ou funéraire, du masque de vie et de lumière, ou encore de celui figurant la dissimulation ou l'usurpation de la personnalité. Le premier évoque un deuil symbolique. Le deuxième une prise de conscience importante concernant sa propre identité. Le troisième illustre une trahison ou un penchant du rêveur à trop se fier aux apparences.

Il faut encore distinguer ces trois sortes de masques démoniaques, engendrant des sentiments d'horreur, de frayeur, d'angoisse dans ce qu'il faut bien appeler un cauchemar. De tels masques ne sont souvent que des représentations symboliques des sentiments exacerbés de la personne concernée, qu'elle refoule à l'état conscient en raison de conventions, de principes et de non-dits qui refont surface.

Signalons encore ceux qui figurent des héros modernes de la littérature populaire et de la bande dessinée : Zorro, Superman, Batman, Spiderman, le Fantôme, entre autres, héros vengeurs, avides de justice, peuplent en effet l'univers de nos rêves éveillés, plébiscités par un large public d'enfants, d'adolescents et d'adultes, sur les écrans de cinéma et de télévision du monde entier, qui s'identifient à leurs exploits. Ces (super)héros mythiques d'aujourd'hui, souvent masqués, véhiculent des messages importants quant à l'état d'esprit ou les préoccupations de la personne qui en rêve.

Quant aux masques chirurgicaux, du fait qu'ils ne dissimulent pas les yeux, ils évoquent l'importance que doit donner le rêveur à l'âme, à l'esprit supérieur, à la pensée bienveillante qui prend soin de tout et de tous et qui se caractérise par son pouvoir de guérison de tous les maux que nous engendrons ou que nous éprouvons – quitte à devoir intervenir chirurgicalement parfois.

Mer

Un rêve où la mer ou l'océan joue un grand rôle confronte la personne concernée aux zones chaotiques, indifférenciées de sa psyché, que sa conscience ne perçoit pas, mais en laquelle pourtant elle se régénère en permanence, à l'instar de son métabolisme. La mer figure ainsi dans son rêve le grand principe originel, d'une richesse infinie, qu'elle porte en elle, dans lequel elle plonge ou se baigne le plus souvent à son insu pour se régénérer, mais qui peut aussi la submerger à tout instant, ou dans lequel elle peut même se noyer si elle s'y aventure sans précaution ni préparation.

Le plus beau rêve où la mer apparaît consiste à marcher pieds nus sur une plage, augurant pour le rêveur des relations paisibles et sereines avec lui-même et avec autrui. Mais rêver d'une mer démontée, ou de se retrouver au large, en pleine tempête, constitue un signe plus inquiétant, notamment d'émotions exacerbées qu'il ne contrôle plus et qui menacent de l'engloutir.

Mère

Lorsque la personne se trouve en présence de sa mère dans son rêve, c'est moins la personnalité de cette dernière qui doit retenir son attention, que le rôle qu'elle y joue, et la situation dans laquelle elle lui apparaît. Généralement, la situation du rêve en question peut coïncider avec une naissance, ou plus exactement une renaissance, particulièrement à des âges de sa vie où elle doit faire des choix importants, franchir des étapes cruciales pour son évolution personnelle.

Toutefois, si la mère apparaît sous un jour sombre ou négatif, le rêveur doit se demander si certaines de ses attitudes en relation avec la composante féminine de sa personnalité ne laisse pas à désirer. Sa mère fut, à n'en pas douter, le modèle de cette composante féminine. Comment s'est-elle identifiée à elle si c'est une femme ? Comment l'a-t-il intégrée en lui, si c'est un homme ?

Comment la vit-il au quotidien ? Quelles relations entretient-il avec elle ? Un rêve où sa mère apparaît l'interroge de la sorte. Et, par extension, ses relations avec la femme en général lui pose sans doute problème.

Par ailleurs, quel que soit son sexe, là encore, si la personne incarne le rôle d'une femme enceinte dans son rêve, ou si elle se trouve en présence d'une future mère, elle s'apprête à traverser une période de renaissance, de renouveau, actuellement en gestation, qui lui apparaît sous les traits de cette future mère.

Miel

Si le miel évoque la douceur, le raffinement, les nourritures terrestres, il n'en constitue pas moins le fruit d'un labeur colossal, d'un travail en commun, et d'une subtile transformation dont les abeilles sont les habiles ouvrières. En conséquence, ce pur produit de la nature, présent dans un rêve, évoque douceur, état de grâce, richesses sans cesse renouvelées, obtenues non sans effort cependant.

Se trouver en présence d'une personne portant une cuiller remplie de miel à ses lèvres, ou aux lèvres enduites de miel, peut tout aussi bien faire allusion à des paroles douces et agréables à entendre qu'à des propos mielleux, hypocrites.

Le miel possède aussi une connotation érotique, et des vertus régénératrices qu'il ne faut pas négliger.

Miroir

Dans un rêve, se regarder dans un miroir équivaut à se tourner vers son passé. Ce rêve indique à la personne concernée qu'elle voit son image, sa personnalité, son identité à travers les filtres d'une certaine nostalgie de son passé.

En revanche, si, regardant un miroir, elle n'y voit pas son reflet, elle s'avertit elle-même d'une scission latente de certaines composantes de sa personnalité, ou d'un refus de se voir telle qu'elle est. Si elle y voit une autre personne qu'elle-même, elle est probablement sur le point de découvrir une nouvelle facette de sa personnalité ou son double agissant à son insu.

Monnaie

Le pouvoir conféré à l'argent, dans la vie consciente et matérielle, met l'accent sur le verbe avoir au détriment du verbe être. Si la personne rêve qu'elle se trouve dépossédée, dépouillée de ses biens, sans ressources, qu'elle se souvienne que « plaie d'argent n'est pas mortelle ».

Un tel rêve la prévient qu'elle accorde une trop grande importance à l'argent, ou qu'elle s'épuise à s'en procurer, songeant plus à avoir, qu'à être.

Toute transaction à laquelle elle participerait, ou toute perte qu'elle subirait ne fait que lui rappeler que, dans l'absolu, « qui perd gagne ». Si elle trouve de l'argent, sans doute ignore-t-elle ses propres richesses, ou néglige-t-elle d'exploiter certaines de ses qualités.

Si elle s'aperçoit qu'elle détient de la fausse monnaie, si elle en reçoit, en fabrique, ou se trouve en relation avec des faux-monnayeurs, elle peut se demander si elle ne serait pas encline à tricher avec elle-même ou à « prêcher le faux pour savoir le vrai ».

Si elle a oublié ou égaré son chéquier ou sa carte bancaire, sans doute s'appuie-t-elle trop sur des éléments extérieurs qui la privent de son autonomie intérieure.

Nœud

La présence d'un nœud dans un rêve évoque la notion de dénouement. Se trouver plongé dans une situation inextricable, ou confronté à un problème crucial, et simultanément, rêver d'un nœud indiquent que le dénouement d'une situation apparemment sans issue est proche.

Noir

Lorsque la couleur noire joue un rôle important dans un rêve, la personne peut y voir ses idées noires, ses angoisses, sa tristesse, sa mélancolie, ou un deuil symbolique. Parfois, un tel rêve évoque la méchanceté, les mauvaises intentions, un aspect sombre, obscur, inquiétant du caractère de la personne concernée.

L'oiseau ou l'animal de mauvais augure porte fréquemment un plumage ou un pelage noir, le corbeau et le merle par exemple, ou le chat noir. Cependant, dans la vie, rien n'est jamais tout noir ou tout blanc. De plus, de l'obscurité jaillit la lumière.

Nudité

Qui n'a pas rêvé, au moins une fois dans sa vie, qu'il se retrouvait nu dans un endroit public, ou au milieu d'autres personnes qui, au contraire, semblaient correctement habillées ? Une telle situation présente un caractère choquant en raison de l'habitude prise depuis des siècles par les femmes et les hommes des sociétés dites civilisées de dissimuler leur corps.

D'un point de vue symbolique, la nudité fait allusion à l'innocence originelle, l'être humain venant au monde nu. Dès lors, dans un rêve, la nudité du corps symbolise l'innocence, la simplicité, la spontanéité, la pureté, *la vérité toute nue*, la plénitude, la perfection, l'accomplissement de soi. Se promenant nue informe la rêveuse qu'elle aspire de toutes ses forces à retrouver son innocence originelle, à se montrer telle qu'elle est, à ne plus rien dissimuler d'elle-même.

Œuf

L'œuf contient l'idée que, dans la nature, tout part de l'unité et que tout y aspire et y retourne tôt ou tard. Dans un rêve, si l'apparition d'un œuf évoque fréquemment une naissance, une création, un événement nouveau, quelque chose de neuf, de jamais vu, de pur aussi, non souillé par des éléments extérieurs, il ne faut jamais négliger la perspective de bouleversement, de cassure, de rupture, voire de sacrifice suggérée également. Notamment si, dans son rêve, la personne casse des œufs…

Or

L'or, métal précieux par excellence, peut faire allusion à la nature bonne et généreuse de la personne qui en rêve, à son cœur d'or, ou l'inviter à prendre conscience que tout ce qui brille n'est pas or, qu'elle ne doit pas se fier aux apparences.

Richesse, trésor (voir Trésor, page 151), fortune, c'est ce qu'évoque l'or dans un rêve, un trésor intérieur, les plus belles qualités humaines. Cependant, cet or invite aussi à s'interroger sur ce que, dans la réalité, il suscite des convoitises, des rivalités, des conflits, des guerres. Le fameux âge d'or mythique symbolise une ère où, paradoxalement, l'or n'existe plus, délivrant l'humanité de son avidité, de sa soif toujours inassouvie de richesses et de pouvoir.

Os (Squelette)

En raison de leur capacité à résister au temps et aux éléments extérieurs, jusqu'à demeurer relativement intacts durant des siècles, voire des millénaires, les os et le squelette humains se virent conférés un caractère magique, symbolisant l'aspect éternel, immortel, impérissable de l'être. Durant une longue période, les ossements des saintes et des saints chrétiens faisaient figure de reliques précieuses, fort convoitées pour les bienfaits et les miracles qu'on leur attribuait. Cette croyance dans ces pouvoirs magiques remonte aux temps plus lointains où le possesseur des os d'un défunt héritait de ses forces, dons ou talents. Dès lors, des os présents dans un rêve ne présentent pas un caractère morbide ou effrayant, mais indiquent à la personne qu'elle dispose de forces, de dons, de talents qu'elle ne soupçonne pas, ou qu'elle néglige d'exploiter.

Pain

Les ingrédients du pain – grain, eau, sel et levain – lui confèrent une grande richesse symbolique. Fruit du labeur de l'être humain, dont il produit et récolte les ingrédients à la sueur de son front, le pain le nourrit. Lorsqu'il joue un rôle majeur ou central dans un rêve, il indique souvent que l'on récolte ce que l'on sème, et qu'on s'en nourrit.

Selon la situation où le pain apparaît, le rêveur peut se référer à l'un des nombreux adages se rapportant au pain pour l'interpréter, tels que « rompre le pain », « gagner son pain », « manger son pain blanc », « avoir du pain sur la planche ». Toutefois, il convient de préciser que cette dernière expression populaire, avant de prendre le sens « d'avoir beaucoup de travail », signifiait pouvoir vivre de ses rentes.

Papillon

On sait aujourd'hui qu'une minuscule antenne de papillon contient plus de quarante mille fibres nerveuses, dont trente-cinq mille environ transmettent les signaux des cellules olfactives au cerveau, les cinq mille restantes se chargeant de la circulation des messages sensoriels. D'où l'on peut déduire que la larve métamorphosée en papillon atteint un degré proche de la perfection, à son stade d'évolution. Dès lors, en dehors des idées de flottement, d'incertitude, de légèreté, d'insouciance, d'instabilité des pensées ou des sentiments de la personne, figurées par le papillon d'un point de vue symbolique, c'est surtout son aspiration à la perfection, à la délivrance ou à la liberté, que révèle la présence de l'insecte dans son rêve.

Parapluie et Parasol

Si au parasol et au parapluie se rattachent des symboles de protection – le premier donnant l'occasion de s'abriter des rayons du soleil, le second de se protéger de la pluie (voir Pluie, page 141) –, cette protection résultant d'un artifice ne constitue pas toujours un heureux présage, dans un rêve. À l'abri sous l'un d'eux, la personne qui fait ce rêve se coupe aussi, symboliquement, des énergies positives et des bienfaits pouvant provenir directement du ciel.

En effet, nos ancêtres voyaient dans le ciel le royaume des dieux. Par conséquent, se réfugier sous un parasol ou un parapluie équivaut à se couper de toute relation avec ce qu'il existe de plus beau, noble, pur, élevé en soi.

Perle

Par son aspect, sa forme, et sa blancheur nacrée, la perle présente des analogies avec la Lune. Du fait qu'elle se dissimule dans une huître ou un coquillage au fond des mers, se rattachent aussi à elle des principes liés aux mystères et aux origines de la vie, qualités purement féminines.

Dans son rêve, la présence d'une perle attire l'attention de la personne sur un principe essentiel, enfoui en elle, qu'elle néglige ou méconnaît, capable pourtant de la régénérer ou de la revigorer, dès lors qu'elle ira le pêcher ou le repêcher dans les profondeurs de sa psyché.

Pieds

En posant le pied sur le sol d'une terre vierge ou conquise, l'être humain marque son empreinte, autrement dit son emprise. L'empreinte du pied constitue une sorte de signature unique. Si la personne marche pieds nus dans son rêve, sans doute ne perd-elle pas le contact avec la réalité, « elle a les pieds sur terre ». En revanche, si elle porte des chaussures (voir Chaussures, page 91), elle se coupe non seulement de la réalité, mais aussi des énergies telluriques du sol, sources symboliques du dynamisme. Si ses pieds quittent le sol ou ne font que l'effleurer, elle manque de stabilité, de constance, d'équilibre.

Pierre

Une pierre pourvue d'une forme bien particulière confère un caractère magique et mystique au rêve dans lequel elle apparaît, et peut figurer le bien le plus pur, le plus précieux, le plus durable que possède la personne : son âme.

Cependant, en suivant la ronde des proverbes, et une pierre qui roule dans son rêve, elle ne doit pas oublier que « pierre qui roule n'amasse pas mousse ». Elle peut aussi « poser la première pierre », ce qui, symboliquement, signifie qu'elle entre dans une nouvelle période de sa vie.

En revanche, le fait de lancer ou d'être la cible de jets de pierres présente des analogies avec les paroles critiques, les médisances, les ragots, ou les commérages.

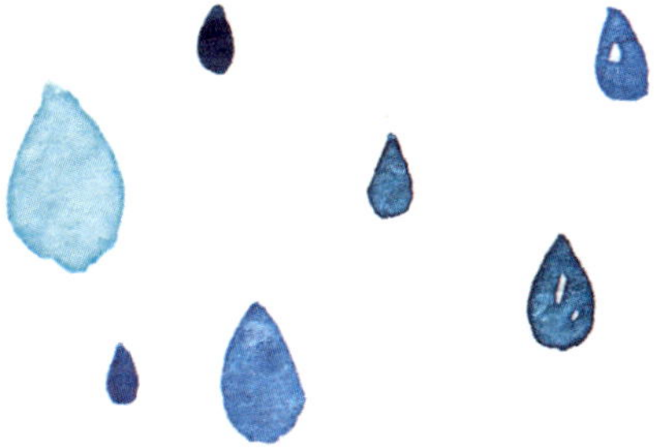

Pluie

Qui d'entre nous n'a pas ressenti ce profond soulagement quand, après une période de sécheresse, ou sous le poids des pressions atmosphériques précédant l'orage, il pleut enfin ? Toutefois, si la pluie féconde la terre, elle l'inonde aussi parfois en faisant déborder les rivières et les fleuves. Dès lors, d'un point de vue symbolique, la pluie engendre la vie ou la mort, selon le cas. Elle soulage, réconforte ou constitue une menace, une catastrophe naturelle.

Pourtant, ce qui doit retenir l'attention de la personne, chaque fois que la pluie déferle dans l'un de ses rêves, résulte du fait qu'elle provient et tombe du ciel figurant la zone la plus évoluée de sa conscience. D'autre part, comme chacun sait : « Après la pluie, le beau temps. » Autrement dit, un rêve de pluie constitue presque toujours une promesse de beau temps et de beaux jours à venir.

Pomme

Parmi les très nombreuses légendes au centre desquelles se trouve la pomme, ce fruit apparaît tour à tour le symbole de l'amour charnel, de la discorde, de la fécondité, des richesses et des convoitises. Lorsqu'elle surgit dans un rêve, elle évoque toutes ces qualités contradictoires, et pas simplement le fait de « croquer la pomme ». D'ailleurs, si l'on en croit le célèbre conte *Blanche-Neige*, dont l'origine remonte à la nuit des temps, l'héroïne s'endort dans un sommeil semblable à la mort juste après avoir mangé un morceau d'une superbe pomme empoisonnée. En conclusion, la fascination qu'exerce ce fruit peut se rapprocher du mirage ou de l'illusion.

Pont

Le pont constitue un lieu de passage, un lien entre deux rives ou deux mondes. Autrement dit, par extension et par analogie, entre la terre et le ciel, entre le monde visible et le monde invisible, entre la vie et la mort. Lorsqu'un pont tient une place importante dans un rêve, il indique à la personne qu'elle se trouve dans une période de transition. Celle-ci peut concerner sa vie réelle ou matérielle, ou être en rapport avec son évolution personnelle, psychologique ou spirituelle. Quoi qu'il en soit, tout laisse croire qu'elle est sur le point de franchir une étape importante.

Porte

Si la personne se trouve à l'intérieur d'une maison (voir Maison, page 128), sur le point d'ouvrir une porte, dont elle hésite à actionner la poignée, son rêve semble lui indiquer qu'elle est en proie à une espèce d'excitation ou de peur de l'inconnu. Ce genre de rêve intervient souvent lorsque la personne aspire à sortir de son cadre de vie habituel, de son train-train quotidien, pour partir à l'aventure, gagner son indépendance. Il s'agit en quelque sorte d'un rêve d'évasion, d'espoir, de liberté.

En revanche, si elle se trouve à l'extérieur de la maison, devant une porte close, son rêve symbolise sa quête d'un refuge, son besoin de réconfort ou de protection, ou bien sa volonté consciente ou inconsciente de revenir sur son passé.

Puits

L'apparition d'un puits coïncide fréquemment avec un besoin de se régénérer, d'aller à l'essentiel, de se soumettre à de vraies valeurs, simples, pures, naturelles, s'inspirant du bon sens, constituant l'essence même de la vie. Il arrive aussi qu'un tel rêve annonce une rencontre avec un être cultivé, ou une découverte personnelle.

Tomber dans un puits peut indiquer un désir ou un besoin de plonger en soi (voir aussi Chute, page 96). Mais dans l'absolu, le puits figure les richesses vitales et spirituelles collectives dans lesquelles chacun peut puiser à foison.

Roi

Si la personne se trouve en présence d'un roi, d'un empereur, ou d'un président, en plus d'incarner une image du père, de l'autorité suprême, du guide, ce dernier constitue également une représentation symbolique de sa soif de perfection et d'absolu, de ce lien ou de ce centre favorisant le rassemblement et l'unification de toutes les composantes de sa personnalité. Ici, elle recherche une protection, une approbation, une reconnaissance, un guide pouvant l'aider à mieux se gouverner elle-même.

Rouge

Lorsque cette couleur joue un rôle important dans son rêve, la personne peut y voir une expression de sa soif de connaissance ou de pouvoir, de son besoin d'action, de création, une excitation profonde pouvant prendre l'apparence de désirs, de pulsions, de passions, d'une rage de vivre latente ou potentielle, à laquelle elle ne s'abandonne pas autant qu'elle le souhaiterait, ou encore des secrets, des mystères sur le point de se dévoiler et de remonter à sa conscience.

Sang

Si perdre tout son sang condamne à une mort certaine, un tel rêve, aussi impressionnant et angoissant soit-il, ne doit en aucun cas conduire la personne à en conclure qu'il s'agit-là d'une mort prémonitoire. En revanche, un tel rêve prévient d'une déperdition d'énergie vitale dont elle est peut-être victime à son insu, celle-ci pouvant d'ailleurs tout aussi bien impliquer son psychisme. En effet, à l'instar du corps physique, le corps psychique possède lui aussi une énergie.

De manière onirique, une blessure ou une plaie ouverte, d'où le sang s'écoule, ne signifie pas non plus que la personne sera victime d'un accident, mais plutôt qu'un sacrifice semble s'imposer à elle – d'ordre moral, affectif ou matériel, selon le cas. Ou bien se sent-elle blessée, d'un point de vue moral ou affectif, là encore.

Sel

Le sel, c'est la vie. Cette formule, si souvent employée, doit retenir l'attention de la personne quand le sel joue un rôle important dans son rêve. Cependant, du fait que son absence donne un goût d'amertume, un rêve de sel peut lui indiquer qu'elle est victime d'une préjudiciable carence en sel, physiologiquement ou moralement. À ses yeux, sa vie « manque de sel », mais peut-être refuse-t-elle de se l'avouer.

Serpent

L'apparition d'un serpent constitue fréquemment une représentation symbolique de l'énergie psychique, instinctive, primordiale de la personne, se manifestant à elle sous cette forme. Quels que soient son aspect, sa couleur et le rôle qu'il joue dans son rêve, il est toujours d'une grande portée symbolique, à l'origine d'une révélation, d'une prise de conscience, d'un réveil. Lorsque des serpents s'entremêlent ou se battent, ils ont toujours un rapport avec ses énergies primaires, sa santé physique et morale, ses ressources psychiques et énergétiques. Ils mettent en question son équilibre biologique ou psychologique.

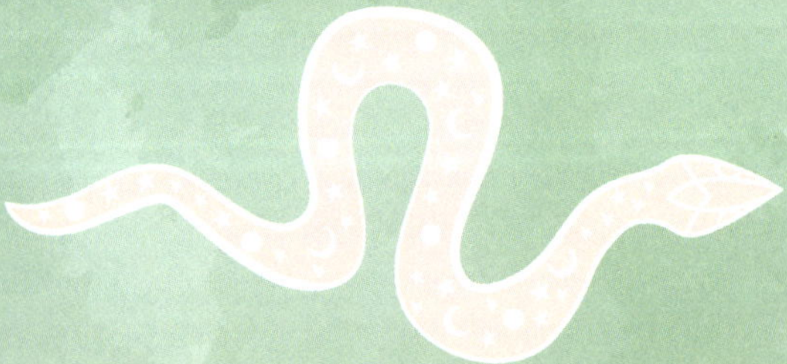

Sexe

La vie sexuelle engendrant naturellement une exacerbation des sens, et constituant un facteur vital d'épanouissement et d'équilibre de la personnalité, elle peuple fréquemment les rêves. Dès lors, un rêve au cours duquel la personne accomplit un acte sexuel n'a rien d'extraordinaire ni d'anormal. Elle doit juste estimer dans quelles circonstances de sa vie un tel rêve intervient. Il peut en effet exprimer une soif inassouvie d'union, de fusion pas exclusivement charnelle, ou un besoin vital pour elle de se libérer dc tensions extrêmes susceptibles de mettre son équilibre psychologique ou physiologique en péril.

Si la personne accomplit un acte sexuel, en s'exhibant devant d'autres personnes ou en ressentant une gêne, elle doit se demander si des préjugés, des idées reçues, des conventions morales et sociales n'encombrent pas sa conscience, ou ne la censurent pas à son insu.

Si un homme se voit pourvu d'un sexe féminin, une femme d'un sexe masculin, il semble qu'il ou elle intègre plus naturellement et harmonieusement la composante féminine pour un homme, virile pour une femme, de sa personnalité.

Singe

Le singe symbolisant les puissances instinctives qui, mises au service de l'intelligence, permettent à l'être humain de réaliser des exploits moins physiques qu'intellectuels, et appartenant à l'univers de la magie, la personne peut interpréter sa présence dans un rêve sous cet angle. Mais elle ne doit jamais oublier la seconde nature de l'animal, qui peut se révéler retors, rusé, très dissipé, ingérable. Elle peut se demander où et quand elle est elle-même encline à « faire le singe » !

Table

Dans un rêve, lorsqu'une table joue un rôle important, il ne faut pas y voir autre chose qu'un symbole de réunion, de rassemblement, de vie communautaire, de famille. Dès lors, en rêvant d'une table, la personne aspire à la réunion, à la communion de tous les siens, mais peut-être aussi au rassemblement de toutes les composantes de sa personnalité. Si elle est attablée parmi d'autres convives, la place qu'elle occupe doit retenir son attention dans son interprétation. Un tel rêve peut aussi souligner son désir de se confier, d'exprimer ses sentiments, d'avouer une faute, de dire ce qu'elle a sur le cœur afin de soulager sa conscience, autrement dit, de « se mettre à table ».

Tapis

En marchant sur un tapis dans un rêve, la personne entre, ou plus exactement pose les pieds dans un autre monde, dans une zone inexplorée de sa conscience ou de sa psyché. En effet, par principe, tout tapis présent dans l'univers onirique est virtuellement magique, pouvant transporter le rêveur dans un autre monde, en dépit de sa volonté. Cet autre monde, pas nécessairement présent dans son rêve, symbolise des concepts qui lui sont étrangers, qu'elle ne veut ou ne peut ignorer cependant. D'un point de vue symbolique, le tapis transporte, enchante ou protège.

Temple

En rêvant qu'elle entre dans un lieu consacré, un lieu de recueillement et de prière, la personne ne traduit pas forcément son besoin conscient ou inconscient de se rapprocher du divin, ou de trouver refuge auprès d'une divinité. Le plus souvent, le temple constitue une représentation symbolique du corps, et plus spécifiquement du corps de la personne qui rêve, véhicule de son âme ou de son esprit. La présence de l'édifice au sein duquel elle pénètre dans son rêve souligne le caractère sacré de son corps, au même titre que l'âme ou l'esprit qui l'habite, son aspiration à cultiver un esprit sain dans un corps sain, en quelque sorte…

Train

D'un point de vue symbolique, le train est une représentation du voyage (voir Voyage, page 158), mais surtout d'un déplacement d'un point à un autre, sans que l'on puisse dévier de sa route. Lorsque la personne n'est qu'une passagère parmi tant d'autres, ou si elle conduit le train, l'interprétation de son rêve diffère.

Dans le premier cas, elle ne maîtrise probablement pas sa situation au moment où elle fait ce rêve, se laissant entraîner dans une voie ou vers un but qu'elle n'a pas nécessairement choisi, au même titre que tous les autres voyageurs présents dans ce train.

Dans le second, au contraire, elle dirige les opérations; elle sait ce qu'elle fait, où elle va. Elle poursuit un objectif précis que rien ni personne ne semble pouvoir l'empêcher d'atteindre.

Le fait de manquer le départ de son train – rêve assez fréquent – révèle une occasion perdue, ou bien l'expression d'un refus conscient ou inconscient de la part du rêveur, de s'engager dans une situation. Attendre un train dans une gare peut lui annoncer que sa patience sera récompensée, sauf si l'arrivée ou le départ du train est annulé.

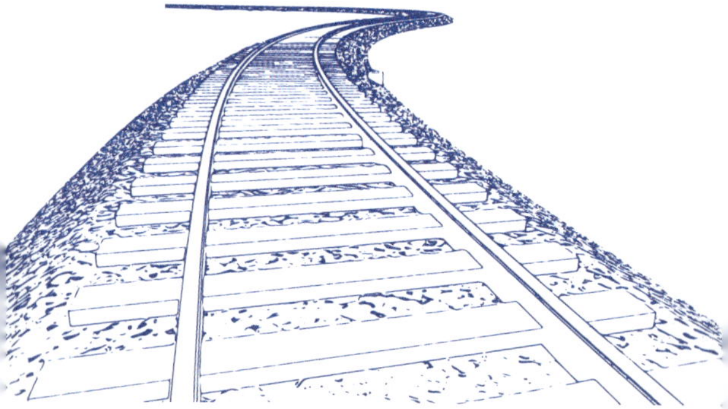

Trésor

En trouvant un trésor dans l'un de ses rêves, la personne peut croire qu'elle va connaître une période de prospérité. Ou bien ce rêve la prévient d'un événement heureux à venir, ou qu'elle éprouvera une grande joie.

Un rêve de trésor peut aussi indiquer une prise de conscience, le fait que la personne accède peu à peu aux richesses intérieures qu'elle possède, d'ordre intellectuel, spirituel ou parfois même affectif.

Enfin, ne dit-on pas souvent d'un être cher que « c'est un trésor ». C'est alors l'être en question, qu'elle estime à sa juste valeur, qu'elle perçoit de manière onirique sous cet aspect.

Trou (voir aussi Chute)

Tomber dans un trou ne doit pas induire à s'inquiéter outre mesure. Certes, d'une manière ou d'une autre, virtuellement ou réellement, le rêveur peut se croire pris au piège. Toutefois, un tel rêve prévient aussi qu'il s'agit d'une situation provisoire. En effet, les diverses significations symboliques se rattachant au trou convergent vers une interprétation commune : il s'agit d'une sorte de lieu de passage, dans lequel il faut fatalement tomber, avant d'en sortir transformé, grandi. Dès lors, il n'est pas faux de dire que rêver d'un trou annonce souvent un grand changement en gestation qui s'avérera on ne peut plus bénéfique au rêveur.

Tunnel

Pour interpréter son rêve où elle se voit marchant dans un tunnel, la personne doit tenir compte de l'aspect du tunnel en question : était-il éclairé, obscur, désert, court, très long, étroit ? Qu'y avait-il à l'intérieur ? Qu'y faisait-elle ? En voyait-elle ou non la sortie ?

Si elle apercevait effectivement « le bout du tunnel », elle peut croire qu'elle sortira bientôt d'une période éprouvante de sa vie, qu'elle trouvera une solution à un problème apparemment insoluble ou intervenant de manière récurrente dans sa vie. Ou bien encore que toute la lumière sera bientôt faite sur des points lui semblant obscurs. Dans le cas contraire, elle n'est pas encore au bout de ses peines.

Toutefois, le tunnel symbolisant un passage entre deux mondes, en le traversant dans son rêve, la personne se trouve assurément entre deux périodes de sa vie, deux niveaux de conscience. Il arrive ainsi parfois qu'un rêve de tunnel figure comme un passage nécessaire, le chemin obscur que la personne doit parcourir pour arriver à la lumière.

Vampire

L'aspect terrifiant du vampire repose sur le fait qu'il se nourrit du sang d'autrui pour vivre et survivre éternellement. Dans la vie réelle, certaines personnes plus que d'autres, ne réussissant pas à se suffire à elles-mêmes, par faiblesse ou manque de personnalité le plus souvent, se *nourrissent* des idées, des actes, des sentiments, ou des énergies des autres. Cela ne constitue pas un fait nouveau.

Il semble que, depuis que les sociétés humaines existent, certains êtres, moins bien armés que d'autres, vécurent de tout temps en se comportant, consciemment ou inconsciemment, en *vampirisant* des personnes de leur entourage.

Au mythe du vampire se rattachent donc les notions de dépendance, d'esclavage, du refus de s'adapter, de changer, de se transformer. En effet, la mort a toujours été perçue comme le grand principe de la métamorphose ultime selon de nombreuses croyances ancestrales, une fatalité certes, génératrice d'une autre vie cependant. De ce fait, en rêvant d'un vampire, la personne doit bien se demander de quoi ou de qui elle se nourrit, mais aussi qui se nourrit éventuellement d'elle. Et, enfin, si certaines de ses attitudes conscientes ou inconscientes ne s'opposent pas à la grande loi de la transformation qui préside à la vie sur Terre, mais aussi à la sienne.

Vase

En raison de sa forme et de son utilité, le vase est un merveilleux symbole féminin de conception, de création, de naissance. Il est sensé, symboliquement toujours, contenir le trésor (voir Trésor, page 151) de la vie. Par ailleurs, l'origine étymologique latine assez complexe du nom français « vase » contient une allusion à l'urne, jadis employée pour puiser l'eau d'une rivière et pour contenir les cendres d'un défunt. Dès lors, le vase symbolise aussi bien la naissance que la mort, les deux passages de la vie sur Terre. Cette symbolique se confirme dans les rêves.

Lorsqu'un vase joue un rôle important dans un rêve, la personne peut y voir un présage de naissance, un nouveau cycle s'annonçant dans sa vie, ou un fait nouveau remontant jusqu'à sa conscience. Ou bien elle peut y déceler une allusion à la fin d'une situation qui lui est devenue insupportable, au fameux « ras-le-bol ». Il s'agit en quelque sorte de « la goutte d'eau qui fait déborder le vase », révélant qu'un changement lui est nécessaire ou vital.

Vent

Les temps changent et les vents tournent. Le vent balaie tout sur son passage. Nous rêvons rarement de vent doux, caressant, mais fréquemment de tempête, d'orage (voir Éclair, page 107) ou d'ouragan. Dans un tel rêve où le vent fait rage, la personne se trouve symboliquement victime de remous émotionnels incontrôlables, sur le point de submerger sa conscience, ou de provoquer des bouleversements inévitables, parfois violents dans sa vie.

Vert

La couleur verte offre des correspondances avec l'herbe gorgée d'eau du ciel et de sève de la terre, recouvrant les champs et les prairies, les bois et les forêts au printemps, et avec la mer, ses algues et ses coraux. Nos ancêtres virent dans cette couleur un symbole d'espérance, de jeunesse, de renouveau, d'une part, de force, de puissance et de longévité, d'autre part, ou de vie et de nature, tout simplement. D'où l'on peut déduire qu'il s'agit d'une couleur à la fois rafraîchissante et tonifiante, délivrant au rêveur un message de renouveau, de fraîcheur et de force intérieure, s'illustrant notamment par la racine latine du mot vert, *viridis*, signifiant frais et vigoureux. Toutefois, cette couleur présente dans son rêve peut aussi l'inviter « à se mettre au vert », autrement dit à se reposer ou à prendre soin d'elle. Elle peut encore lui indiquer qu'elle refoule ou contient un sentiment de colère, qu'au fond, elle est « verte de rage ».

Vin et Vignes

En rêvant qu'elle boit du vin avec modération, dans un contexte et des conditions agréables, la personne peut considérer qu'elle reçoit un signe de joie, d'enthousiasme, de bonne vitalité, de bien-être. Ou bien, ce faisant, elle exprime sa soif de vérité et de justice. En revanche, si elle succombe à l'ivresse, si elle boit du vin plus que de mesure, ou si elle se trouve en compagnie d'ivrognes, son rêve lui signifie qu'elle se laisse emporter dans le tourbillon vertigineux de ses relations, de ses affaires, de ses idées ou des apparences. S'abreuvant trop volontiers au monde extérieur, se laissant griser par des activités, des distractions la détournant d'elle-même, elle perd le contrôle de sa vie.

Si elle se promène dans un vignoble, ou si elle participe aux vendanges dans son rêve, elle est en relation avec la substance de ses joies intérieures, qu'elle peut cueillir ou vendanger en elle-même. Elle peut se réjouir, lui dit son rêve, car tout ce qu'elle cherche se trouve à la portée de sa main.

Violet

La personne, pour qui la couleur violette joue un rôle important dans son rêve, est probablement sur le point d'apprendre ou de découvrir un secret. Ou bien alors, elle se sent bien dans sa peau, stable, équilibrée. Il s'agit aussi fréquemment d'un signe de bonne santé ou de saine vitalité.

Enfin, si la personne porte un vêtement violet, ou qu'un tissu de cette couleur joue un rôle dans son rêve, cela signifie qu'elle exerce une bonne influence sur son entourage.

Voile (Le ou La)

Le voile est un masque (voir Masque, page 129). La voile est une toile tendue, gonflée par le vent, propulsant une embarcation sur les flots.

Le premier cache le visage ou les yeux. Son apparition dans un rêve symbolise fréquemment les interdits que la personne s'impose à elle-même, son autocensure en quelque sorte. Il présente des analogies avec le mensonge, la dissimulation, le déni. Si elle porte un voile, elle dissimule son visage, sa vraie personnalité. Si elle se trouve en présence d'une tierce personne voilée, il peut s'agir d'une composante de sa personnalité qui se présente à elle voilée, parce qu'elle n'est pas encore en mesure de la reconnaître, de la voir, de l'intégrer telle qu'elle est.

Quant à la voile, elle se gonfle, se tend, se plie ou claque au vent. Elle épouse, apprivoise et emprisonne le vent. Elle engendre une résistance physique qui produit un mouvement puissant en avant. Son apparition dans un rêve illustre la soif d'évasion de la personne, son aspiration à partir, au voyage (voir Voyage, page 158), à « mettre les voiles », cédant en cela à ses pulsions créatrices et libératrices, qu'elle refoule peut-être dans sa vie consciente. Ou alors, elle peut tout simplement croire que, au moment où elle fait ce rêve, elle a « le vent en poupe ».

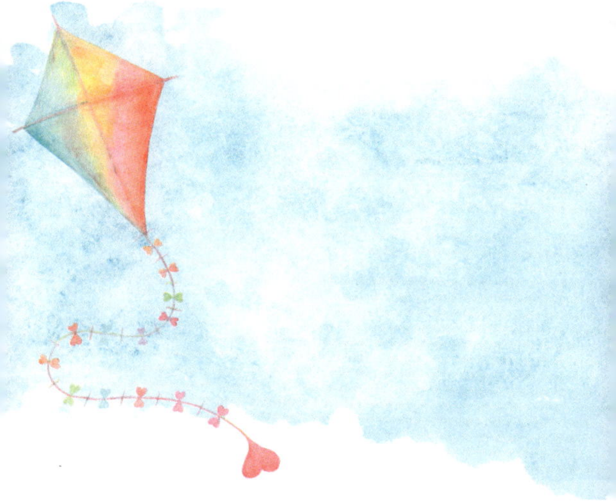

Voler

Lorsqu'elle vole dans un rêve, la personne se libère ou s'évade, symboliquement, de ses contraintes, obligations, devoirs. Elle gagne son indépendance et sa liberté. Toutefois, un tel rêve peut aussi intervenir lorsqu'elle est victime de ce que la psychologie moderne nomme une inflation psychique, une surestimation de soi, un complexe de supériorité. « Ceux qui manquent de réalisme ou qui ont une trop bonne opinion d'eux-mêmes, ou qui font des projets grandioses sans rapport avec leurs capacités réelles, rêvent qu'ils volent et qu'ils tombent[2]. »

Voyage

Les rêves de voyages révèlent un grand besoin d'évasion et de liberté. Lorsqu'elle fait ce genre de rêve, pour des raisons qu'elle est seule à connaître, la personne exprime son besoin de partir, de sortir de ses limites habituelles, des frontières trop connues de son espace quotidien, de sa vie consciente trop bien réglée, étrangère à l'imprévu et repoussant toutes perspectives de renouveau. Elle aspire à se confronter à d'autres valeurs, d'autres mentalités, d'autres modes de vie et de pensée, ou à se déplacer dans son propre monde intérieur, pour envisager sa vie sous un angle différent et nouveau. Un tel rêve coïncide souvent avec sa quête d'un nouvel horizon, d'une découverte, ou d'un retour dans sa région natale ou son pays d'origine, selon le cas.

---

2. Carl Gustav Jung, *L'Homme et ses symboles*, Robert Laffont, 1964.

Index